Tu menopausia

Primera edición: octubre de 2025
Título original: *Woman on Fire. Alles über die fabelhaften Wechseljahre*

© Rowohlt Verlag GmbH, 2020
© de la traducción, Isabel Fuentes, 2025
© de esta edición, Futurbox Project, S. L., 2025

Diseño de cubierta: Taller de los Libros
Ilustraciones interior: Freepik

Publicado por Kitsune Books
C/ Roger de Flor n.º 49, escalera B, entresuelo, oficina 10
08013, Barcelona
info@kitsunebooks.org
www.kitsunebooks.org

ISBN: 978-84-10164-43-7
THEMA: VFDW
Depósito Legal: B 17684-2025
Preimpresión: Taller de los Libros
Impresión y encuadernación: Liberdúplex
Impreso en España – *Printed in Spain*

DOCTORA
SHEILA DE LIZ

Tu
menopausia

GUÍA PARA ENTENDER
LOS CAMBIOS DE TU CUERPO

TRADUCCIÓN DE
ISABEL FUENTES

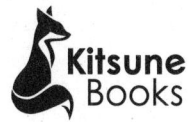

Kitsune
Books

«Es solo el principio, no es el final,
nada volverá a ser igual.»
Melanie C., integrante de las Spice Girls

ÍNDICE

PRÓLOGO A LA 25.ª EDICIÓN

Escribo estas líneas desde el aeropuerto, un lugar en el que últimamente paso mucho tiempo. Desde la primera edición de *Tu menopausia,* mi vida ha cambiado por completo. Ahora viajo con frecuencia —a congresos, conferencias, e incluso al Parlamento— para informar y concienciar al mayor número posible de personas sobre la menopausia y sus amplias repercusiones. Esta labor me llena de una gratitud inmensa.

Pero no soy la única que ha experimentado una transformación. Lo siento en cada carta, en cada mensaje que me llega desde los países de habla alemana. Muchas mujeres me cuentan que, tras leer el libro, han empezado a ver esta etapa con otros ojos. Una de ellas lo dijo así: «Entre nosotras, ya es casi inevitable que alguien pregunte: "¿Y tú? ¿Ya has leído el libro?". Porque leer *Tu menopausia* marca un antes y un después».

El movimiento que desencadenó este ensayo ha alcanzado a muchas mujeres que, durante años, se han sentido solas frente a las dudas que les planteaba su cuerpo, su ánimo, sus emociones. Preguntas imprecisas, difíciles de formular, para las que casi nunca encontraban una respuesta clara. Esas mujeres se han visto reflejadas en el libro y, de pronto, se han sentido comprendidas. Para muchas ha supuesto un alivio: «No estoy loca ni necesito un psiquiatra». «Siempre tuve la sospecha de que mis problemas eran hormonales, aunque todos los médicos lo negasen». «Ya no tengo que seguir aguantando mis síntomas en silencio». Me dijeron que este libro les había dado una voz. Y eso me honra y me alegra profundamente.

No obstante, esa voz no ha sido bien recibida en todas partes: como comprobé tras la publicación, muchos compañeros y compañeras siguen sin ofrecer terapias hormonales actualizadas y se aferran a creencias antiguas o a estudios ya obsoletos. A sus pacientes, los ginecólogos y ginecólogas las despachan con desgana; en ocasiones, sin embargo, admiten con honestidad que no están formados en el tratamiento de la menopausia.

Pero donde hay sombra, también hay luz: he recibido muchas cartas de médicas que querían darme las gracias, porque sus pacientes llegaban bien informadas y sin miedo, comprendían de antemano el tratamiento y facilitaban así su trabajo diario.

La buena práctica de la medicina solo es posible si, como médica, estoy dispuesta a moverme en ese espacio intermedio entre lo que sé y lo que aún desconozco pero quiero comprender. En los últimos años, se han logrado avances importantes en el campo de la medicina de la menopausia. Sin embargo, la aplicación de estos sigue siendo complicada, ya que cada mujer requiere tratamientos personalizados. No existe una única receta. Y eso es, precisamente, lo fascinante de la medicina moderna aplicada a la menopausia: la salud de cada mujer es un puzle compuesto por muchas piezas que hay que ensamblar con paciencia y empatía para llegar al diagnóstico correcto. A la vez, esto dificulta la implantación de un tratamiento universal para todas las mujeres a partir de los 40, ya que la mayoría de los sistemas sanitarios carecen del tiempo necesario para ello.

Y con esto vuelvo a ti, querida lectora: en esta etapa tan fascinante de tu vida, necesitas redescubrir tu cuerpo. Puedes hacerlo, porque lo conoces desde siempre, aunque haya cambiado una y otra vez a lo largo de los años. Pero para enfrentarte a estos nuevos síntomas y al torbellino de sensaciones que quizá estés experimentando, necesitas un vocabulario que te permita formular las preguntas adecuadas a tu médico o médica. Este libro pretende darte ese lenguaje, no solo para que logres mitigar los síntomas molestos y agotadores, sino para que puedas mantenerte sana y feliz el mayor tiempo posible.

Es probable que ya lo intuyas: la menopausia no tiene por qué ser una etapa de duelo ni de despedida. Esas son ideas pasadas de moda que ya no tienen cabida en nuestro presente. Desde hace años he visto cómo, para muchas mujeres, la menopausia es una etapa de redescubrimiento. Lo que te aguarda es una versión aún mejor de ti misma, con el deseo y las fuerzas necesarias para modelar tu vida según tus propias reglas.

Siempre experimento algo único cuando, en mi consulta, soy testigo de esa transformación. En la mujer que tengo ante mí no hay nada apagado ni oculto; una claridad profunda nace en su interior y la envuelve por completo. Su luz es propia, intensa, y contemplarla es algo verdaderamente hermoso.

Ese momento ha llegado para ti. Brilla con toda tu fuerza.

PRÓLOGO

Querida lectora:

¡Qué alegría tenerte aquí! Probablemente hayas cogido este libro porque estás atravesando la menopausia o porque tu última menstruación quedó atrás hace tiempo. Tal vez ya notes algunos síntomas, o puede que solo unos pocos, pero seguramente tengas la sensación de que no sabes lo suficiente sobre lo que te está pasando.

Al fin y al cabo, son pocas las mujeres que hablan de los cambios que experimentan en la mediana edad, probablemente por culpa de una vergüenza latente sistémica. Sin duda, la vergüenza, junto con el sentimiento implícito de haber fracasado como mujer, fue una de las principales razones por las que la generación anterior no hablaba de la menopausia. Y aunque ya entonces era un error, hoy en día esta actitud es, sencillamente, una soberana estupidez.

Permíteme que me presente: me llamo Sheila de Liz, soy ginecóloga, y mi misión es darle a la menopausia el cambio de imagen que necesita desde hace tanto tiempo. Y sí, soy médica, pero me gustaría tutearte, siempre que me lo permitas. Primero, porque en mi consulta tuteo a muchas pacientes que con los años se han convertido en buenas amigas. Y segundo, porque quiero acompañarte con este manual, estar a tu lado durante los próximos años y a través de todos esos cambios que están por venir. En esta relación médico-paciente sui géneris no hay sitio para la distancia innecesaria.

Una pequeña advertencia: en este libro voy a revelarte muchos secretos del mundo médico que quizá contradigan de forma radical lo que hasta ahora creías saber sobre la menopausia. Muchas de las cosas que he escrito podrían generar discusiones acaloradas con amigos, familiares o incluso con tus propios médicos, pero créeme cuando te digo que es la verdad. No te recomiendo nada que no les diría también a mis hermanas, a mis amigas o a mí misma.

Durante demasiados años se ha desinformado a las mujeres, se las ha llevado por caminos equivocados y —quizá lo peor de todo— se las ha dejado al margen en los debates sobre las directrices médicas generales. Y esto es algo muy típico de la medicina femenina: las decisiones que nos afectan a nosotras y a nuestros cuerpos se toman muchas veces a puerta cerrada, en comités científicos formados en su mayoría por hombres.

Pero la medicina moderna centrada en las mujeres de mediana edad tiene que contar contigo —y eso solo será posible si tú dispones de conocimientos firmes, si comprendes los hechos y puedes tomar decisiones informadas por ti misma—. Demasiado a menudo delegamos decisiones sobre nuestro cuerpo en médicos o catedráticos sin cuestionar nada. Yo también lo hago si, por ejemplo, me tuerzo un tobillo. Pero cuando se trata de vivir tu menopausia, tienes que tomar partido de manera activa. Y solo puedes hacer eso si cuentas con datos fiables. No con rumores de internet ni con verdades a medias transmitidas de generación en generación, sino con hechos. Con la verdad completa sobre tu cuerpo —que, por cierto, se vuelve cada vez más fabuloso con los años—, un cuerpo que ahora necesita tu cuidado para que la segunda mitad de su vida sea espectacular. Sí, lo has leído bien: lo he dicho tal cual. La menopausia no es el «otoño de la vida», como se ha vendido hasta ahora; esa idea está totalmente pasada de moda. Más bien, la menopausia marca el comienzo de un verano de plenitud en tu vida, como me gustaría mostrarte en las páginas que siguen. Solo necesitas un plan y acompañamiento médico adecuado. ¿Y cómo se consigue eso? Acompáñame. Vamos a recorrer juntas las distintas etapas de tu menopausia, porque al otro lado te espera algo grande, algo importante: una nueva versión de ti misma. Puede que allí te esté esperando la mujer que siempre quisiste ser: una mujer fuerte, y *sexy* si le apetece serlo, pero sobre todo libre, al fin. Me alegra mucho poder guiarte hacia ella.

INSTRUCCIONES DE USO

Puedes leer este libro sección por sección o utilizarlo para consultas y volver a él siempre que lo necesites.

 Como muchas de nosotras vamos justas de tiempo, al final de los capítulos más extensos he incluido un recuadro que se llama «EN RESUMEN». Allí encontrarás una síntesis de los datos más importantes del capítulo.

 Los recuadros «CONVIENE SABER» ofrecen pequeñas perlas de conocimiento, para que puedas acceder a información clara y condensada o repasar los puntos clave de cada capítulo cuando te apetezca.

 En «DESMONTANDO MITOS» derribo viejos mitos y desmantelo ideas desfasadas sobre la menopausia.

 Y en «PARA LAS MÁS CURIOSAS», quien quiera profundizar más puede dar rienda suelta a su faceta de empollona. Aunque estos contenidos extra no son indispensables para seguir el hilo conductor del libro, pueden resultar muy enriquecedores.

Desde octubre de 2022, mi maravilloso equipo y yo también ofrecemos consultas por videollamada (en alemán). Si te interesa, puedes pedir cita a través de hormononlineklinik.de.

¡Estaremos encantadas de acompañarte médicamente durante esta etapa extraordinaria de la menopausia!

PRIMERA PARTE:

LOS PRINCIPIOS BÁSICOS

1

ASENTANDO LAS BASES

Tengo buenas noticias para ti: formas parte de una nueva generación de mujeres. Vivimos en una época sin precedentes en la que nos mantenemos en forma durante más años, gozamos de una salud más duradera y envejecemos con gracia y una fortaleza desconocidas hasta ahora en la historia de la humanidad. Pero, aunque todo esto nos parezca lo más normal del mundo, la evolución todavía no se ha enterado. La naturaleza permanece detenida en el tiempo, como si siguiera viviendo hace ciento cincuenta años, cuando los síntomas de la menopausia apenas eran relevantes, porque a los 45 años la mayoría de las personas ya había alcanzado el cenit de su salud y no era raro morir alrededor de los 50.

Incluso durante la posguerra, y hasta bien entrados los años ochenta, se consideraba que una mujer de 50 años ya era mayor, y con 60, una anciana. Cualquier malestar relacionado con la menopausia quedaba eclipsado por las enfermedades asociadas a la vejez, o bien era silenciado por cuestiones culturales o sociales, y por tanto no se abordaba abiertamente en la sociedad.

En la actualidad, sin embargo, las mujeres de mediana edad constituyen el auténtico pilar de sus comunidades, gracias al peso y la entrega con la que asumen sus múltiples responsabilidades. Y justo en esta etapa de agendas abarrotadas y listas de tareas infinitas, irrumpen —siguiendo aún ese viejo programa evolutivo— los cambios hormonales. Algunos llegan de forma silenciosa, sutil, misteriosa; otros, en cambio, nos sacuden por completo y hacen que nuestra vida se vuelva una pesadilla. Y eso que, a pesar de que, desde el punto de vista biológico, a esta misma edad somos mucho más jóvenes de lo que fueron nuestras madres y abuelas. Hacemos cosas que ellas jamás habrían imaginado: llevamos zapatillas Converse, vamos a conciertos de *rock*... Pero la medicina, en lo que respecta a la menopausia, sigue anclada en los años ochenta. Dicho de otro modo: nosotras nos hemos modernizado, pero la medicina se ha quedado atrás. Además, sigue haciendo falta un verdadero marco de información y orientación para mujeres que han cruzado la frontera de los 40.

Los enfoques actuales sobre la menopausia no han avanzado mucho más allá de lo que fue la educación menstrual en los años cincuenta: un asunto del que apenas se hablaba, tratado en voz baja y a puerta cerrada. Algo, al menos, ha cambiado desde esos tiempos: hoy muchas madres se sientan con sus hijas cuando empiezan la pubertad, les muestran compresas y tampones, y les explican con naturalidad todo lo que implica ese tránsito. Sin embargo, cuando irrumpe la gran transformación hormonal de la mediana edad no existe ninguna conversación esclarecedora. No hay una mujer mayor y sabia que nos oriente en el camino hacia la menopausia, ni tampoco un diálogo abierto que nuestro ginecólogo se disponga a entablar. En su lugar, se nos deja, simbólicamente, en *terra incognita*. La información disponible resulta escasa y poco alentadora. Habla casi siempre de pérdidas y despedidas: es un discurso incómodo, doloroso, deprimente. Además, da la sensación de que la menopausia es simplemente otro de los muchos «castigos» reservados a las mujeres, como los dolores menstruales o el síndrome premenstrual, algo que se debe sobrellevar en silencio, porque ninguna solución parece realmente satisfactoria y «porque así lo ha dispuesto la naturaleza».

Escribo esto aquí y ahora para decirte que no tiene por qué ser así. No tienes que resignarte al plan de la naturaleza ni aceptar que, de ahora en adelante, te sentirás peor o más débil. La menopausia exige con urgencia una nueva mirada, un cambio profundo que lleva demasiado tiempo pendiente. Por eso te propongo otro plan, uno distinto, uno más pleno. Existe una alternativa capaz de devolverte el bienestar, que no solo alivia los síntomas, sino que te permite sentirte fuerte, equilibrada y en verdadera armonía contigo misma. Y lo mejor de todo es que es mucho más fácil alcanzar el bienestar que pasar días, meses e incluso años sometida al desgaste por culpa de un déficit hormonal... y además es infinitamente más saludable a largo plazo. Como veremos más adelante, la carencia de hormonas figura entre las principales causas de muchas enfermedades asociadas al envejecimiento, esas que podrían arrebatarnos, por ejemplo, la posibilidad de bailar sin parar en la boda de nuestros hijos o coquetear con el camarero durante las vacaciones.

Sin embargo, incluso antes de llegar a esa etapa, ya en la década de los 40 pueden irrumpir síntomas desconcertantes que son consecuencia directa de ese déficit hormonal: episodios de depresión y otros trastornos del ánimo, dolores articulares, arritmias, alteraciones neurológicas, problemas cutáneos insólitos... y una larga lista de señales que suelen manifestarse a lo largo de la menopausia y, con frecuencia, aparecen primero como único indicio de esta. Son muchas las mujeres que creen estar libres de síntomas durante esta etapa porque no tienen sofocos, y, sin embargo, padecen otras molestias que ni sus médicos ni ellas mismas relacionan con un déficit de hormonas femeninas.

 Conviene saber

Para esta nueva etapa de tu vida, necesitas un plan concreto, adaptado a ti, comprensible y, sobre todo, que funcione. Si haces las cosas bien, tu yo de 60 años te lo agradecerá profundamente.

El déficit de conocimientos no se limita en absoluto a quienes no son médicos: la menopausia apenas se aborda en los estudios de Medicina, y ni siquiera los propios ginecólogos aprenden gran cosa sobre ella durante su formación.

Cuando tenía poco más de 30 años y aún era médica residente, pensaba que las molestias de la menopausia comenzaban con la última menstruación. También creía que, en torno a los 50, se producía un descenso hormonal, y que era entonces cuando todo empezaba a ir cuesta abajo. Hoy sé que nuestro equilibrio hormonal empieza a cambiar ligeramente a finales de los 30, y que esto provoca cambios sutiles en el estado general de nuestro cuerpo.

Este proceso, que suele desarrollarse con lentitud, se llama **premenopausia,** y suele desembocar de manera gradual en la etapa conocida como la **perimenopausia.** Esta larga fase abarca los años que preceden y siguen a la última menstruación, denominada justamente así: «**menopausia**». En realidad, este término no designa más que un breve momento, el de la última menstruación.

Muchas mujeres desconocen por qué se encuentran mal durante la premenopausia y la perimenopausia, y cuando tienes menos de 40 años, puede ser difícil que alguien tome en serio esos malestares.

Como yo quiero ofrecerte conocimientos firmes, querida lectora, hoy daremos el primer paso para adentrarnos en el mundo de nuestras hormonas. Aquí encontrarás las bases, las claves y las herramientas que necesitas para entender cómo funcionamos.

La mayoría de los órganos del cuerpo responden a la acción de las hormonas femeninas, y también incontables procesos íntimos, emocionales y mentales se hallan ligados a ellas de manera directa. Quien convive con adolescentes conoce bien el modo en que las hormonas pueden trastocar el carácter. Y quien ha pasado por un embarazo sabe de esa segunda gran transformación hormonal capaz de estremecer lo más hondo de nuestro ser.

No menos impactante es la tercera transformación hormonal en la vida de una mujer: los cambios durante la menopausia, que afectan al cuerpo, la mente y el alma.

 ## Conviene saber

La **premenopausia** suele comenzar entre los 38 y los 44 años: se trata de cambios sutiles en el equilibrio hormonal.

A menudo, la premenopausia da paso sin interrupción a la **perimenopausia,** que son los verdaderos años de transición y se prolongan hasta uno o dos años después de la última menstruación, la cual se denomina **menopausia**. Sí, has leído bien: el término menopausia se utiliza para referirse a la última regla, cuando han pasado doce meses sin ningún sangrado.

La perimenopausia da paso, de manera natural, a la **postmenopausia.**

Para que no solo comprendas tus años de transición hormonal, sino que también puedas tomar las riendas de esta etapa, es esencial que estés familiarizada con tus hormonas. Sin embargo, eso no es lo habitual: la mayoría de las mujeres no las conocemos bien. Las hormonas —y en especial las femeninas— tienen fama de ser misteriosas, caprichosas, complicadas e incomprensibles.

Eso lo vamos a cambiar hoy.

Cada hormona es mucho más que una simple molécula: tiene sus propias funciones, su propia «ficha técnica» y, en cierto modo, su propia personalidad. Y como toda personalidad necesita un rostro, vamos a pedir ayuda especial y emprender un viaje imaginario a la ciudad donde los sueños toman forma: Hollywood.

¡Allá vamos!

Hollywood hormonal

Entre todas las hormonas del cuerpo humano, tres son las protagonistas de todos los procesos del cuerpo femenino. Son las responsables de nuestras curvas, de nuestro ciclo, de si nos apetece estar con un hombre… o si preferimos silenciarlo en WhatsApp. Os presentamos a nuestras grandes estrellas: el estrógeno, la progesterona y la testosterona.

Cada una de ellas tiene sus puntos fuertes y sus puntos débiles, y cuando están bien equilibradas y trabajan en equipo, todo funciona a la perfección. Cada una tiene un carácter particular y vamos a ponerles cara utilizando una película de Hollywood del año 2000: *Los ángeles de Charlie.* En ese filme, Cameron Diaz, Lucy Liu y Drew Barrymore interpretan a tres detectives que combaten el crimen con inteligencia, kung-fu y disfraces de lo más estilosos, mientras buscan al hombre ideal.

El estrógeno es nuestra Drew Barrymore: en la película es la protagonista que tiene más curvas, la más romántica y la que encuentra encantador a todo chico malo. Es soñadora y cariñosa, y de los tres ángeles es la que más se deja guiar por el corazón. El estrógeno es la hormona de la feminidad por excelencia, la de las curvas, los romances, el tango en una cálida noche de verano y el dramatismo. Drew siempre aparece tarareando baladas románticas, le gustan canciones como «My Heart Will Go On» de Céline Dion y se derrite con «Perfect» de Ed Sheeran. Es la reina de las modelos de tallas grandes y la embajadora secreta de Women'secret. El estrógeno es responsable, a nivel emocional y psicológico, de muchos aspectos que solemos considerar «típicamente femeninos»: el

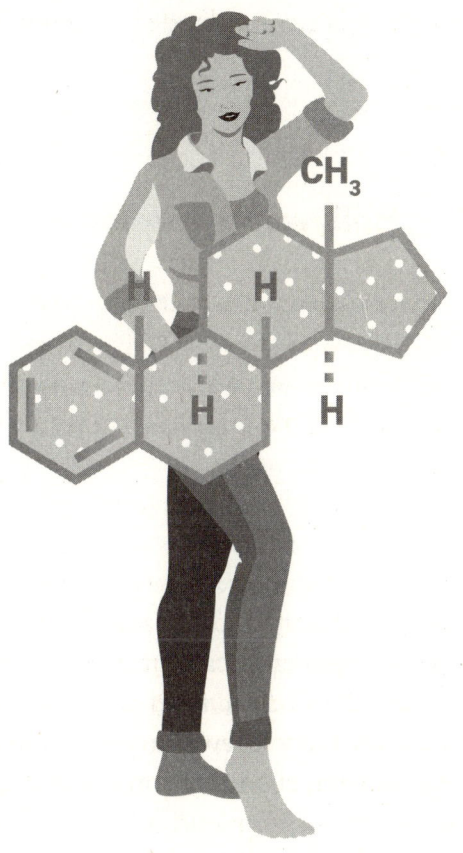

impulso de cuidar de los demás, las ganas de arreglarse, así como el anhelo de formar una familia. Queremos ver felices a quienes nos rodean —sobre todo durante la veintena y la treintena—, desde nuestra suegra hasta la jefa. Incluso ciertas manías entrañables, como la afición por coleccionar zapatos o la costumbre de ir al baño acompañadas, quizá también tengan que ver con el estrógeno. Pero, por desgracia, el estrógeno también interviene en ciertos rasgos que pueden influir, de manera negativa, en nuestra forma de pensar. Por ejemplo: esa tendencia a compararse constantemente con los demás y a preguntarse si se es lo bastante guapa, lista o válida, así como la mala costumbre de dar demasiada importancia a lo que piensen los demás.

25

Con el tiempo, como adultas, aprendemos a lidiar con estas situaciones, pero durante la adolescencia es de todo menos divertido que nuestra autoestima se tambalee a causa de los cambios físicos, por un lado, y de la avalancha de estrógenos, por otro.

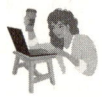 **Para las más curiosas**

El término «estrógeno» es en realidad un concepto general que agrupa varias sustancias pertenecientes a la familia de los estrógenos:

1. Estradiol (también llamado 17β-estradiol, estradiol o simplemente E2): es la forma más activa de esta hormona. Se produce en los ovarios y es el componente principal en la terapia hormonal sustitutiva con hormonas bioidénticas.
2. Estrona: es otra forma de estrógeno que, en la postmenopausia, se produce sobre todo en el tejido graso y ejerce un efecto más débil que el estradiol.
3. Estriol: es la variante más débil del estrógeno, producida por la placenta, y que suele encontrarse en cremas vaginales.
4. Estas tres sustancias son tipos de estrógeno, igual que las variedades Granny Smith, Gala y Fuji son todas manzanas.

El estrógeno desempeña un papel fundamental en la reproducción, pues prepara el revestimiento del útero para recibir al óvulo fecundado. Además de su función en la fertilidad, el estrógeno es el artífice de las curvas femeninas, de una piel tersa y luminosa, de la firmeza de los pechos, de la flexibilidad de las articulaciones, de la lubricación de la vagina, de un buen funcionamiento del esfínter urinario y del fortalecimiento óseo.

Los estrógenos dejan su huella en casi todos los órganos y células de nuestro organismo. Bajo su influencia, las mujeres nos sentimos más lúcidas y con más energía. El estrógeno es, en cierto modo, nuestra corriente vital, lo que nos mantiene en sintonía con el mundo. Del mismo modo que la red 5G alcanza hasta el último rincón del planeta, nuestros receptores de estrógenos se extienden por cada rincón del organismo. El estrógeno, por tanto, afecta a muchos más órganos de los que se ha pensado durante mucho tiempo: alcanza los vasos sanguíneos, el corazón, el cerebro, las articulaciones, el pecho, la piel y los huesos.

 Conviene saber

Funciones del estrógeno:
- Favorece la retención de líquidos en todo el cuerpo, sobre todo en los pechos, las manos y los pies.
- Estimula la formación de la mucosa uterina durante la primera mitad del ciclo.
- Modela la silueta femenina.
- Interviene en el desarrollo de los pechos.
- Actúa como una hormona vinculada al cuidado y la nutrición.
- Preserva la salud y la lubricación de la zona vaginal.
- Ayuda a mantener el equilibrio de la flora vaginal.
- Favorece la producción de colágeno en piel y tejido conectivo.
- Influye en la emotividad, el carácter y el estado de ánimo.
- Brinda protección frente a la arteriosclerosis.
- Protege el cerebro.
- Fortalece los huesos.

Para contrarrestar los efectos del estrógeno —como la formación del revestimiento uterino, la retención de líquidos o los

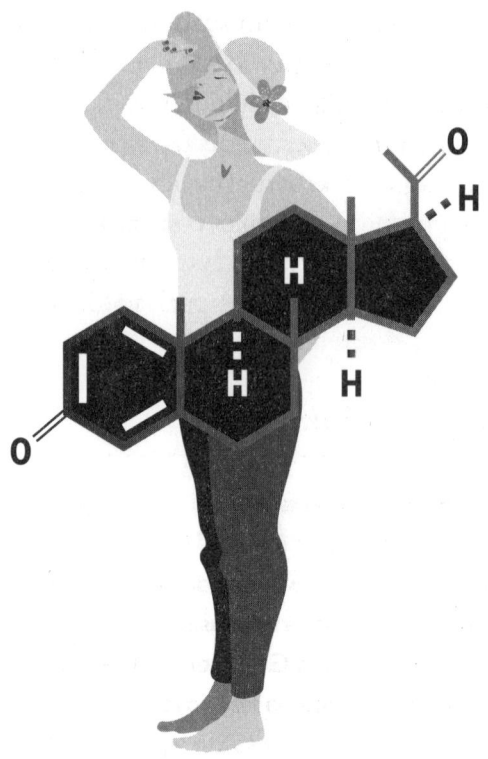

cambios de humor— contamos con otra hormona decisiva: la progesterona.

Si seguimos la comparación con *Los ángeles de Charlie,* la progesterona sería Cameron Diaz, el ángel deportista, delgado y sereno. En la película le encanta bailar, ya sea en la discoteca o en casa, mientras luce unos calzoncillos de Spiderman. Hace surf, es atlética y desprende esa calma de una auténtica chica californiana, tan despreocupada como una mañana de domingo.

La progesterona se produce durante la segunda mitad del ciclo menstrual, es decir, después de la ovulación. Su misión es preparar el útero para que pueda implantarse un óvulo fecundado. Además, ayuda a eliminar el exceso de líquidos del organismo, alivia la sensibilidad y el dolor en los pechos antes de la menstruación y actúa sobre los receptores GABA del cerebro, favoreciendo la relajación y un sueño profundo y reparador.

Gracias a la progesterona podemos afrontar las cosas con mayor calma cuando algo o alguien nos irrita, y a menudo nos proporciona la dosis de serenidad tan necesaria en nuestro día a día. Sin embargo, cuando sus niveles son demasiado altos, esa tranquilidad puede transformarse en aislamiento social y en pensamientos recurrentes. La clave está en el equilibrio adecuado... pero de eso hablaremos más adelante.

 Conviene saber

Funciones de la progesterona:
- Durante la segunda mitad del ciclo, transforma el revestimiento uterino incorporando vasos sanguíneos y nutrientes para acoger a un posible embrión.
- Activa los receptores GABA en el cerebro, favoreciendo la relajación del sistema nervioso.
- Ayuda a eliminar el exceso de líquidos del organismo.
- Relaja las glándulas mamarias.

Nuestra tercera protagonista en este trío es la testosterona. Quizá muchas os preguntéis si no hablamos de la hormona masculina, el famoso anabolizante de Arnold Schwarzenegger. Y sí, lo es... aunque no se reduce solo a eso. Del mismo modo que los hombres cuentan con pequeñas dosis de estrógeno y de progesterona, las mujeres también producimos testosterona, aunque en menores cantidades.

La testosterona es, sin embargo, una hormona femenina a menudo ignorada y subestimada. En nuestra metáfora cinematográfica, quien la representa no es Arnie, sino el tercer ángel: Lucy Liu. En la película, aparece enfundada en ajustados monos de cuero negro, con una melena reluciente y perfecta y una sensualidad glacial. Estudió en Harvard, es campeona

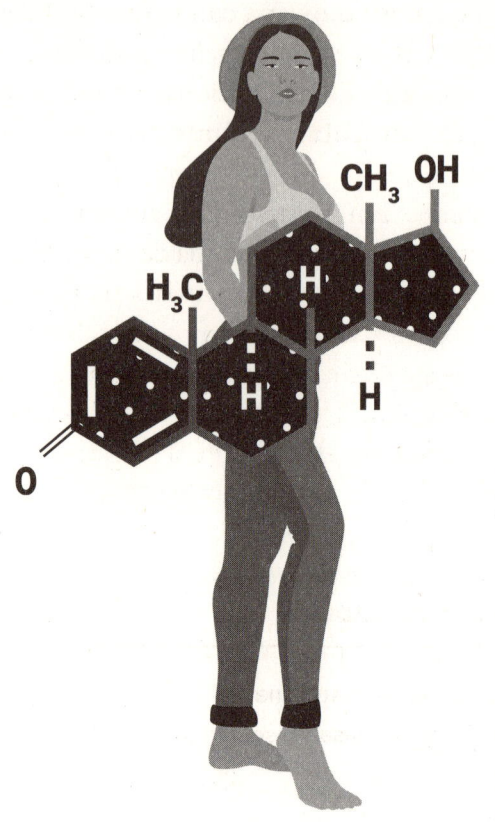

de ajedrez, domina el kung-fu y sabe desactivar bombas con precisión quirúrgica. Mantiene la mente fría, suele trazar los planes más audaces y ataca con fuerza y precisión cuando es necesario. De las tres, es la menos susceptible al encanto de los hombres.

Nuestra hormona Lucy Liu, es decir, la testosterona, se produce en los ovarios, pero también en la corteza de la glándula suprarrenal (un detalle que cobrará importancia más adelante). La testosterona se genera junto con el estrógeno y, aunque fluctúa a lo largo del ciclo, esas variaciones no son tan pronunciadas.

La testosterona favorece el desarrollo de la masa muscular y potencia el metabolismo basal, es decir, el consumo de energía en reposo: el organismo quema con mayor facilidad las moléculas de azúcar y la tendencia a ganar peso disminuye. En las mujeres, la testosterona está relacionada con la vitalidad, una figura atlética, la capacidad de tomar decisiones, la firmeza... y la libido.

Al acompasarse con el estrógeno y aumentar cerca del momento de la ovulación, la testosterona despierta el deseo sexual: en esos días solemos percibirnos más atractivas y sensuales. Además, durante esta fase del ciclo nos mostramos más abiertas y sociables, nos apetece salir y tendemos a ver a los demás con mayor interés. También somos más receptivas a la atracción que puede provocarnos un hombre de aspecto seductor o un aroma que despierte en nosotras un magnetismo especial.

 ## Conviene saber

Funciones de la testosterona:
- Desarrollo de la masa muscular
- Libido
- Claridad mental
- Energía y capacidad de acción

Resulta curioso que, a menudo encontramos más atractivo el gesto o la sonrisa de nuestra pareja en torno a la ovulación que al final del ciclo. Algunos investigadores descubrieron que es más probable que poco antes de la menstruación percibamos la sonrisa de nuestra pareja como molesta, aunque hacia la mitad del ciclo nos pareciera encantadora. Cuando tenemos suficiente testosterona nos encontramos bien, llenas de energía y con la mente despejada; en principio, no tenemos nada en contra de entregarnos a un poco de «gimnasia nocturna» con nuestra pareja. Pero el efecto más interesante de la testosterona durante la menopausia afecta sobre todo a nuestra psique... aunque de eso hablaremos más adelante.

En resumen

1. Nuestras principales hormonas son el estrógeno, la progesterona y la testosterona.
2. El estrógeno se asocia con el cuidado, la sensibilidad y las curvas femeninas; está considerada como la hormona clave por excelencia.
3. La progesterona favorece la relajación, ayuda a eliminar líquidos y contribuye a un descanso reparador.
4. La testosterona interviene de manera fundamental en el desarrollo muscular, la toma de decisiones y el deseo sexual.

El ciclo femenino: lo que debes saber

Durante la perimenopausia experimentamos una montaña rusa de sensaciones: puedes sentirte feliz, triste, enfadada, *sexy*, nada atractiva, agotada o llena de energía. Para comprender por qué atravesamos estas fluctuaciones, es fundamental conocer cómo interactúan nuestras hormonas en un ciclo de referencia típico y de qué manera influyen tanto en el cuerpo como en la mente.

Por eso conviene comenzar por lo esencial del ciclo menstrual, pues en esas bases se encuentran las claves de casi todos los problemas y síntomas que pueden surgir más adelante.

Ya conocemos a nuestros tres ángeles de Charlie, protagonistas del ciclo, cada uno con sus características y particularidades. Pero como en la película, los ángeles no actúan solos: tienen un equipo que los guía y apoya. Ese equipo está formado por John Bosley y Charlie.

Detengámonos brevemente en sus funciones, empezando por Charlie, ese personaje al que nadie ve y cuyo aspecto sigue siendo un misterio. En la película, él es el jefe y se comunica con los ángeles solo a través de un altavoz. Solo hay una per-

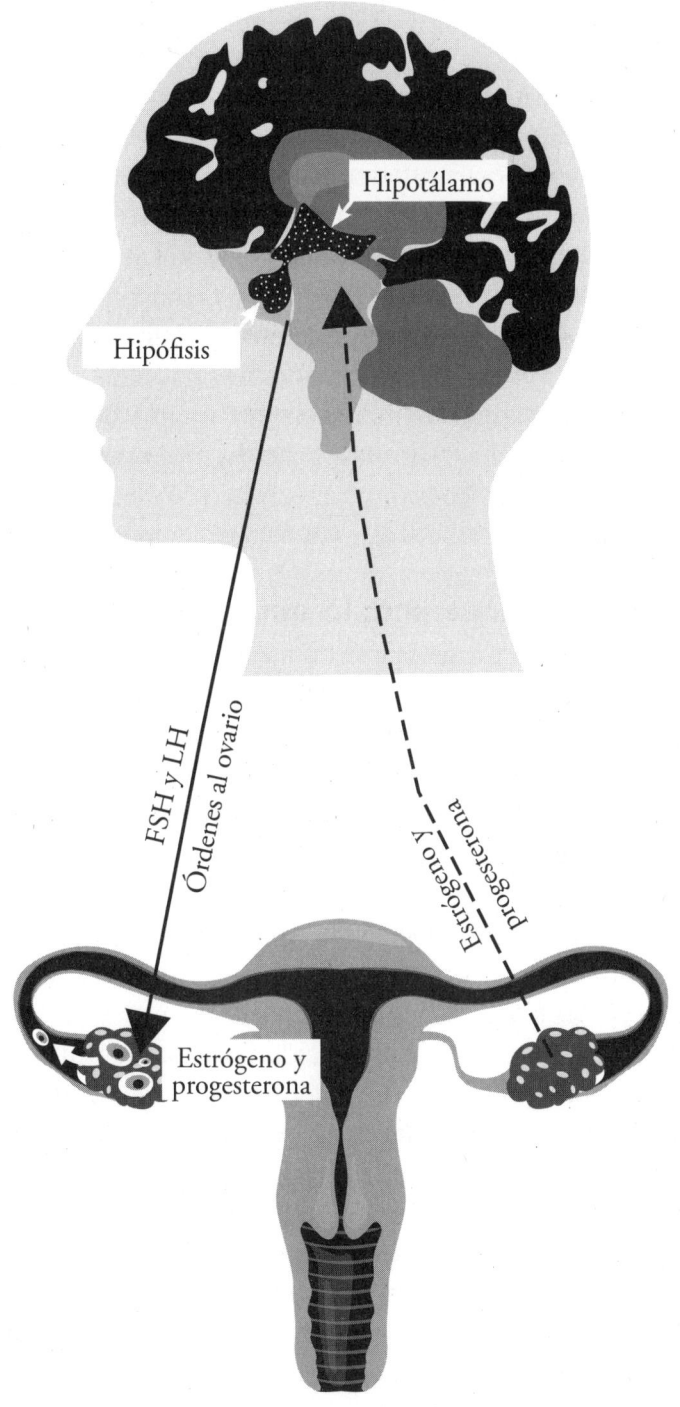

Hipotálamo

Hipófisis

FSH y LH
Órdenes al ovario

Estrógeno y
progesterona

Estrógeno y
progesterona

sona que lo ha visto y sabe cómo es: John Bosley, el jefe de oficina, simpático y algo despistado. En nuestra historia, ambos representan los centros de control del cerebro: Charlie es el hipotálamo y Bosley es la hipófisis.

Charlie, el hipotálamo, detecta cuándo aumenta la demanda hormonal y envía señales a Bosley, la hipófisis. Bosley, a su vez, vigila los niveles hormonales en sangre y, cuando Charlie le avisa de que alguno está bajando demasiado, responde enviando mensajes hormonales al torrente sanguíneo: durante la primera mitad del ciclo, la hormona foliculoestimulante (FSH), y en la segunda, la hormona luteinizante (LH).

Nuestros «ángeles» —los estrógenos, la progesterona y la testosterona— suben y bajan de manera alternada hasta que la hipófisis y el hipotálamo quedan satisfechos, momento en el cual Charlie y Bosley reducen su actividad. A este proceso se le llama regulación hormonal, y se asemeja al aire acondicionado automático del coche: disminuye la refrigeración cuando se alcanza la temperatura deseada.

En la primera mitad del ciclo, Bosley envía señales a través del torrente sanguíneo para que los ovarios comiencen a producir estrógeno, concretamente en las células de uno de los folículos ováricos. Cada óvulo, todavía inmaduro, permanece resguardado en su folículo, una fina membrana que lo envuelve como film transparente, aguardando con paciencia el momento justo para activarse. A eso se le llama maduración folicular, ya que el óvulo madura dentro de esa pequeña cápsula. Esa maduración dura alrededor de 100 días, así que en cada ciclo ese mismo folículo crece un poco más, con la esperanza de alcanzar la calidad suficiente para ser elegido el mes siguiente.

El folículo crece poco a poco y aparece en la ecografía como un pequeño quiste (por eso la mayoría de los quistes no son preocupantes, sino simplemente una señal de que tus ovarios están trabajando).

La hormona reguladora FSH también estimula el ovario para que produzca testosterona, a partir de la cual se forma el estrógeno (un detalle que tendrá relevancia más adelante, cuando hablemos de la menopausia).

El estrógeno, es decir, Drew —el más dinámico de los tres ángeles hormonales— empieza a revestir el útero, capa tras capa, para que el óvulo fecundado pueda anidar con comodidad. En esta primera mitad del ciclo, el estrógeno es quien lleva la voz cantante: la progesterona aún no ha aparecido, y él ocupa por completo el centro de la escena.

Desde el punto de vista emocional, son muchas las mujeres que experimentan un gran alivio tras la menstruación. Desaparecen el síndrome premenstrual y los pensamientos obsesivos, cesan los calambres y se disipan las migrañas. El estado de ánimo mejora, surge el deseo de salir, de relacionarse, y la energía parece renovarse. Las mujeres que sufren un síndrome premenstrual severo suelen decirme que la semana posterior a la regla es la única en la que vuelven a sentirse verdaderamente ellas mismas.

Cuando un óvulo de buena calidad gana la carrera, todo sigue su curso: el óvulo se libera hacia la mitad del ciclo, aunque esto puede variar mucho según la duración del mismo. Algunas mujeres con ciclos más cortos ovulan, por ejemplo, apenas una semana después de que la menstruación comience; otras lo hacen dos o incluso tres semanas más tarde.

Tras la ovulación, la envoltura del folículo se queda en el ovario. Sin embargo, la naturaleza —maestra en el arte de cumplir varias tareas a la vez— le asigna de inmediato una nueva función: comenzar a producir progesterona, la hormona que toma protagonismo en la segunda mitad del ciclo. Es un prodigio asombroso de la naturaleza: en un instante, de la envoltura colapsada de un folículo surge una diminuta glándula temporal, de apenas un centímetro, conocida como cuerpo lúteo o *corpus luteum*. Este sigue las indicaciones de Charlie y Bosley y se dedica a una única misión: producir progesterona. Así, la naturaleza demuestra una vez más su extraordinaria capacidad de transformación.

Cuando se genera la cantidad adecuada, la progesterona asume la tarea de preparar el revestimiento del útero para recibir un óvulo fecundado. El estrógeno ya no puede seguir añadiendo capas de células al endometrio; ha llegado el turno de la progesterona, que modera su influencia sobre la mucosa. Entonces se incorporan vasos sanguíneos y nutrientes al revestimiento uterino, dejándolos listos para cumplir su función.

En la segunda mitad del ciclo, los niveles de progesterona y también los de estrógeno empiezan a disminuir. El cuerpo lúteo se encoge poco a poco, se retira y desaparece. Tras cumplir su cometido, este órgano transitorio se desvanece con la misma rapidez con la que apareció. Cuando la progesterona desciende por debajo de los niveles de estrógeno, llega la menstruación: todo lo que se había dispuesto como preparación para un huésped que nunca llegó se desprende con el sangrado… y así el ciclo vuelve a comenzar.

 En resumen

1. La primera mitad del ciclo comienza con la menstruación. Hasta llegar a la ovulación, que ocurre aproximadamente a mitad del ciclo, predomina el estrógeno, encargado del revestimiento del útero.
2. Después de la ovulación, la envoltura que rodeaba al óvulo se transforma en el cuerpo lúteo, el cual produce progesterona.
3. La progesterona equilibra el efecto del estrógeno sobre el endometrio y «enriquece» el revestimiento uterino con nutrientes, preparándolo para un posible embarazo.
4. Solo se produce suficiente progesterona cuando ha ocurrido una ovulación completa.
5. Si no hay ovulación, no se forma cuerpo lúteo y, por tanto, no se genera progesterona.

3 DATOS SORPRENDENTES SOBRE LA PERIMENOPAUSIA

1.

La perimenopausia puede comenzar incluso cuando todavía tienes ciclos menstruales regulares, y esta etapa puede prolongarse hasta diez años.

2.

Sus primeros síntomas suelen ser inesperados y, a menudo, no parecen estar relacionados con los órganos reproductivos: dolores de cabeza, episodios de depresión o molestias articulares son algunos ejemplos.

3.

A pesar de su impacto, la perimenopausia no forma parte de los programas de estudio ni de Medicina general ni de la especialidad de Ginecología.

SEGUNDA PARTE:

CAMBIOS EN
LA MEDIANA EDAD

2.

LA PREMENOPAUSIA –

VEO FUEGO[*]

Recapitulemos: en cada ciclo se selecciona un único óvulo, aquel que se considera más apto, y ese óvulo abandona el ovario en el momento de la ovulación. La envoltura en la que ha madurado se transforma en el cuerpo lúteo y comienza a producir progesterona, nuestra hormona relajante, para preparar el revestimiento del útero. De entre todos los óvulos, se seleccionan los de mejor calidad, y son ellos los que llevan a cabo la ovulación a buen término, lo que eleva el nivel de progesterona hasta alcanzar un valor óptimo en la segunda mitad del ciclo.

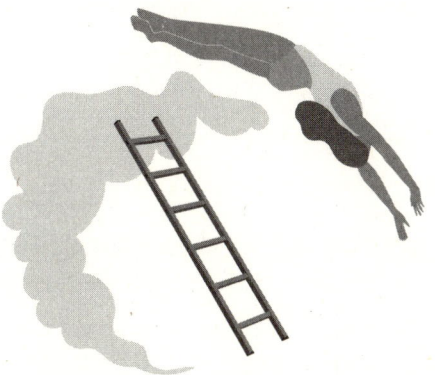

* Referencia a la canción «I See Fire» de Ed Sheeran, que pertenece a la banda sonora de la película *El hobbit: la desolación de Smaug,* de 2013. *(N. de la T.)*

Lo cierto es que nacemos con una reserva limitada de óvulos, y a lo largo de la vida no se generan nuevos. Estos óvulos poseen una duración mucho mayor que, por ejemplo, los de las gallinas; sin embargo, también ellos alcanzan un momento en que dejan atrás sus mejores años. Esto significa, en otras palabras, que a partir de mediados de la treintena puede haber ciclos que no pueden desarrollarse de manera óptima. Un óvulo que ha perdido calidad realiza una ovulación menos eficaz. A esta etapa se la denomina premenopausia. Puede manifestarse a través de síntomas leves o, en ocasiones, pasar casi inadvertida.

El término «premenopausia» puede despertar cierta inquietud, sobre todo en mujeres que todavía desean tener hijos, pero lo que quiero transmitir es que no entramos de forma brusca en un estado de caos hormonal. Todo sucede de forma progresiva, con señales discretas y fases preliminares muy sutiles.

La premenopausia puede prolongarse entre cinco y diez años y, de manera casi imperceptible, dar paso a la perimenopausia.

 Conviene saber

A partir de finales de la treintena, el ciclo comienza a mostrar cambios sutiles que, en ocasiones, se alternan con fases consideradas normales. A esta etapa se la conoce como premenopausia.

Síntomas de la premenopausia

A partir de finales de la treintena empezamos, de manera lenta y esporádica, a tener ovulaciones incompletas. Hasta ese punto no hay motivo de alarma. Además, como ya sabemos, un folículo necesita cien días para alcanzar su madurez. Si durante ese tiempo hemos atravesado periodos de estrés intenso, ya sea físico, emocional o mental, esto repercute en la forma en que el óvulo se desarrolla, en la salud del folículo y en su capacidad de responder adecuadamente a los estímulos.

Cuando el óvulo no alcanza una calidad óptima, el cuerpo lúteo que se forma después suele ser débil y funciona de manera deficiente durante la segunda mitad del ciclo. Esto hace que el nivel de progesterona —la hormona relajante, nuestra Cameron Diaz— se mantenga más bajo, y esa diferencia repercute en cómo nos sentimos.

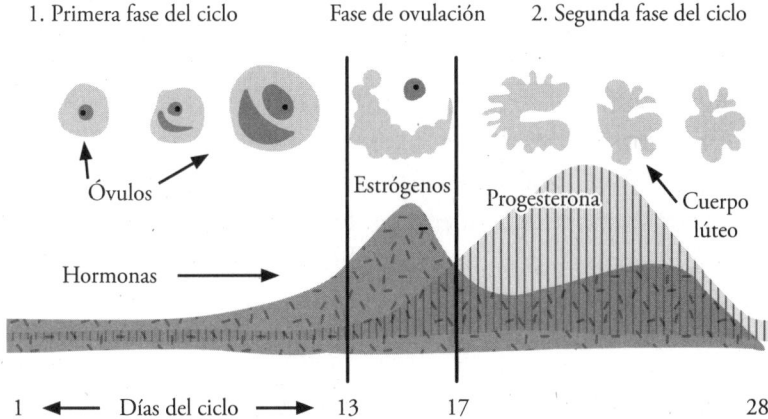

1. Primera fase del ciclo   Fase de ovulación   2. Segunda fase del ciclo

Óvulos   Estrógenos   Progesterona   Cuerpo lúteo

Hormonas

1 ◄── Días del ciclo ──► 13   17   28

Sangrado en la premenopausia

En ocasiones, el óvulo ni siquiera logra activarse por completo y no llega a producirse la ovulación. Estos intentos fallidos —óvulos que no llegan a liberarse— hacen que no exista una envoltura folicular, pues no hay ovulación, y por lo tanto no se forma cuerpo lúteo, no se produce progesterona y, en última instancia, no aparece la menstruación. Esta puede ausentarse o retrasarse y, cuando finalmente se presenta, suele ser mucho más abundante, porque el cuerpo continúa generando estrógeno y este sigue formando nuevas capas de revestimiento en el útero.

Si el efecto del estrógeno sobre el útero no se ve frenado por la acción de la progesterona, este sigue actuando mientras se le permita, formando capa tras capa de células. Y esas capas, en algún momento, pueden desprenderse de forma más intensa, por ejemplo, después de 45 días en lugar de 28.

También puede ocurrir que haya un sangrado «normal» a los 28 días en el que se elimina solo parte del revestimiento y que el resto se desprenda dos semanas más tarde.

Desmontando mitos

La esterilización femenina —es decir, la ligadura de las trompas de Falopio— no provoca que la menopausia se adelante.

De vez en cuando pueden presentarse ciclos irregulares, aunque esto es menos frecuente antes de los 40 que después. Sin embargo, incluso cuando los ciclos siguen siendo tan puntuales como un reloj, es posible que en algún momento del año la ovulación no sea del todo eficaz. Esto hace que el nivel de progesterona resulte moderado o insuficiente y, como consecuencia, aparezcan síntomas que hasta entonces no habías experimentado.

Embarazos después de los 35

La disminución en la calidad de los óvulos es la razón principal por la que puede resultar más difícil quedarse embarazada a mediados de la treintena que en la veintena. Si a los 21 bastaba con usar el cepillo de dientes de un hombre para quedarse embarazada, muchas mujeres, a partir de los 35, de repente necesitan observar su ciclo, tomarse la temperatura, y aun con ovulación confirmada, no siempre hay acierto.

Si estás leyendo esto y te entra el pánico porque aún deseas tener un bebé, por favor, no te alarmes. Eso no significa que la planificación familiar «se haya acabado», sino simplemente que podría ser más difícil, aunque no tiene por qué ser así.

He tenido muchas pacientes que se han quedado embarazadas sin problemas a finales de los 30 o a principios de los 40, y la mayoría han tenido embarazos ideales, sin complicaciones. Yo misma tuve a mis hijos sin ninguna dificultad con 36 y 39 años.

Aun así, recomendaría a cualquier mujer que desee tener hijos que no se lo piense demasiado. Porque una vez se toma la decisión, puede pasar hasta un año hasta lograr el embarazo, y el tiempo, en este caso, no juega a nuestro favor.

Para evitar sentir ansiedad al respecto, yo no esperaría más de nueve meses antes de acudir —junto con mi pareja— a una revisión médica. (Pequeña nota al margen: casi el 90 por ciento de los tratamientos de fertilidad en los últimos años han tenido su origen en un problema con el esperma, y no en la fertilidad femenina).

 Conviene saber

¿Quieres tener hijos después de los 35? No eres demasiado mayor; no permitas que te atormenten con ese asunto. Si deseas información más precisa, puedes pedir al médico que mida en sangre tu hormona antimülleriana (AMH). Este valor revela la reserva ovárica, es decir, la capacidad de tus ovarios para responder a una estimulación hormonal y la cantidad aproximada de folículos disponibles. En principio, esta medición puede realizarse en cualquier momento del ciclo. Lo ideal es que consultes con tu ginecólogo para saber si puede realizarte esta prueba.

Las hermanas malvadas: el síndrome premenstrual (SPM) y el trastorno disfórico premenstrual (TDPM)

Incluso quienes no desean ser madres perciben, al llegar a la mitad o al final de la treintena, una señal sutil de que algo comienza a transformarse. El síndrome premenstrual (SPM) puede manifestarse por primera vez o intensificarse si ya estaba presente. Entonces surge una impaciencia nueva hacia el entorno; los hijos o la pareja preguntan si les va a venir la regla, porque cada gesto y cada palabra irritan con mayor facilidad a medida que el ciclo avanza. Una siente la piel más sensible, pierde la paciencia ante lo más nimio y se vuelve más frágil emocionalmente. Y cuando, mes tras mes, hay días en los que no se toleran ni a sí mismas ni a quienes las rodean, la experiencia puede volverse profundamente extenuante.

La progesterona suele ser la gran responsable. En algunos ciclos se produce en menor cantidad o directamente no aparece, y esa carencia se percibe con claridad. Su nivel varía de un ciclo a otro, de modo que hay etapas más llevaderas y otras mucho más difíciles. A ello se añaden factores individuales: en ciertas mujeres, el cerebro reacciona con mayor sensibilidad a las oscilaciones de esta hormona. Algunas llegan a vivir un síndrome premenstrual tan intenso que durante una semana entera no se reconocen a sí mismas y fantasean con hacer la maleta para alejarse de todo. Se estima que entre un 30 y un 40 por ciento de las mujeres padece SPM. Dentro de ese grupo, entre un 3 y un 4 por ciento enfrenta una versión más severa: el trastorno disfórico premenstrual, o TDPM, una condición comparable a un estado de emergencia emocional que requiere tratamiento con antidepresivos.

Por muy molesto que sea, el SPM también puede ser una llamada de auxilio silenciosa, una invitación a volver la mirada hacia lo más hondo de una misma para reconocer lo que hemos dejado de lado sin darnos cuenta. Durante esta fase, los problemas y los conflictos que se han ido tapando con compromisos a medias o con silencios forzados afloran con más facilidad. Si una ha descuidado sus propias necesidades, este es el momento de prestarles atención. Si ha hecho demasiado por los demás, ha sustituido demasiadas veces a una compañera de trabajo o ha ignorado promesas incumplidas sin decir nada, todo ello emerge durante el SPM. Y no debe minimizarse ni tomarse como una simple rabieta, ni por nuestro entorno ni por nosotras mismas.

Además del SPM, también pueden manifestarse otros síntomas propios de la premenopausia, incluso de forma aislada: leves sangrados antes de la menstruación, hinchazón en las articulaciones, dolor en los pechos o un sueño más ligero y de peor calidad. Es algo comprensible. Si falta Cameron, es decir, la progesterona, los efectos se hacen notar en todo el cuerpo.

Con la llegada de la regla el SPM puede empezar a remitir, y por lo general, mejora con el paso de los días. Como he dicho antes, muchas pacientes me confiesan que la primera semana después de la regla es, emocionalmente, la más llevadera, y que a partir de la mitad del ciclo sienten cómo todo vuelve a ir todo cuesta abajo.

Pero, al pasar de los treinta y tantos, no solo se transforman el ánimo y la fertilidad. Con frecuencia, otros signos nos anuncian que los 40 se aproximan: ganamos peso más rápido y aparecen las primeras arrugas. Eso, en principio, es un tema cosmético y no debería alarmarnos —no tenemos que aspirar a conservar la apariencia de los 20—; con un estilo de vida saludable, los 40 no son más que una cifra.

Sin embargo, una incipiente carencia de progesterona —aunque sea solo a intervalos— suele traducirse en un aumento del estrés: mal humor, discusiones, menos paciencia ante los gritos de los niños. Todo ello eleva los niveles de cortisol. ¿Qué papel desempeña el cortisol en nuestro organismo? Lo abordaremos con detalle en un capítulo posterior, pero adelanto algo fundamental: en la medida justa resulta imprescindible. Sin embargo, cuando se desregula, sabotea el sistema de interferencias y dificulta la acción del resto de las hormonas.

¿Por qué sucede esto y cómo logra ese saboteador hacer de las suyas? Lo descubriremos en la tercera parte. Por ahora, lo que sí puedes tener claro es que cuidar de tu salud es una prioridad urgente: presta atención a tu alimentación, analiza con sinceridad tus hábitos y pregúntate si estás haciendo el ejercicio físico necesario para mantener a raya el cortisol.

Además, la premenopausia suele avanzar casi sin darte cuenta hacia una nueva etapa: la perimenopausia.

Y aquí, querida lectora, es cuando la cosa empieza a ponerse realmente intensa.

 En resumen

A partir de mediados de la treintena, comienzan a darse de manera ocasional ovulaciones incompletas, pues algunos óvulos comienzan a acercarse a su límite de viabilidad. Esto provoca, en determinadas fases, una leve deficiencia de progesterona, acompañada de varios síntomas:

1. Mal humor, síndrome premenstrual, manchados antes de la regla, articulaciones hinchadas, dolor en los pechos y alteraciones del ciclo.
2. A partir de los treinta y tantos es más difícil quedarse embarazada.
3. Tendencia a ganar peso.
4. El sueño empeora.

La premenopausia da paso a la perimenopausia de forma progresiva y continua.

3.

LA PERIMENOPAUSIA –

MUJER EN LLAMAS[*]

Cuando Oprah Winfrey tenía 48 años empezó a sufrir arritmias. Oprah, a la que ya entonces consideraban la reina de América, tenía, por supuesto, acceso a los mejores médicos del país, y aun así ninguno de los prestigiosos cardiólogos supo decirle qué le pasaba. Se le hicieron infinidad de pruebas sin escatimar en gastos ni esfuerzos, pero las molestias seguían siendo un misterio. En una conversación con su entrenador personal, Oprah mencionó que estaba teniendo arritmias. Él le sugirió que tal vez se tratara de un síntoma de la menopausia. Sorprendida, ella le respondió: «¿Menopausia? ¿Yo? No... imposible, todavía tengo la regla de forma regular». Aun así, la idea siguió rondándole la cabeza y decidió comentárselo a su cardiólogo. Él, entre risas, le respondió que, si ese era el caso, entonces estaba en la consulta equivocada, porque de ese tema no tenía ni idea. Poco después, Oprah se topó con un libro de mi colega, la doctora Christiane Northrup, una ginecóloga que en los años noventa fue pionera en divulgar información sobre la menopausia, un tema que hasta entonces apenas se había explorado a fondo. Oprah decidió ponerse en sus manos y seguir

[*] Referencia a la canción de Nena «Woman on Fire» publicada en 1985, que habla de la pasión peligrosa. *(N. de la T.)*

sus recomendaciones… y, en apenas cinco días, los síntomas desaparecieron.

Esta historia nos enseña dos cosas: primero, que la mayoría de los médicos no están familiarizados con la perimenopausia, y que ni siquiera alguien como Oprah Winfrey fue tomada en serio; y segundo, que a partir de los cuarenta y tantos ya puedes experimentar cambios hormonales que repercuten en otros órganos, aunque sigas teniendo la regla con normalidad.

La perimenopausia es, en realidad, el término médico correcto para lo que comúnmente llamamos «menopausia». Es un proceso que se inicia de forma gradual a partir de la premenopausia y que abarca un periodo que puede durar entre tres y diez años durante el cual los niveles de hormonas comienzan a fluctuar. No es, como yo misma solía creer, que a los 50 de repente dejes de tener la regla y te precipites de repente hacia un desierto hormonal. Más bien, se trata de una etapa larga en la que los ovarios a veces funcionan de forma irregular, luego vuelven a estabilizarse y así sucesivamente hasta que su actividad disminuye de forma progresiva.

Las hormonas tampoco desaparecen de golpe, sino que los niveles de cada una empiezan a disminuir gradualmente. Nunca caen del todo a cero, pero con el tiempo se reducen a niveles mínimos o casi inexistentes.

 ## Conviene saber

En la perimenopausia, tu menstruación puede seguir siendo completamente regular. Si tienes más de 40 años y comienzas a experimentar síntomas extraños o molestias difíciles de explicar, aunque tu ciclo continúe siendo regular, es posible que estés en la perimenopausia. El hecho de seguir teniendo la regla de manera regular no descarta en absoluto que estés atravesando esta etapa.

Durante mucho tiempo, esta etapa de la vida fue ignorada por la medicina y acallada por la sociedad. Tal vez se debiera a que, en el pasado, tanto el papel de la mujer como su esperanza de vida eran muy distintos. Como consecuencia, nunca llegó a forjarse un vocabulario preciso para describirla, o bien la terminología resultó confusa. ¿Se considera que la menopausia abarca los años previos o los posteriores a la última regla? ¿No es cierto que la mayoría de los síntomas aparecen después de la última menstruación? Entonces, ¿por qué tantas mujeres empiezan a sentirse mal mucho antes de que esta ocurra?

El resultado de este déficit de conocimiento, tanto en el ámbito médico como en el social, es que cada año cientos de miles de mujeres en Alemania —y millones de mujeres en todo el mundo— llegan a la perimenopausia completamente desprevenidas. Como seguramente ya habrás notado, siento que existe una gran injusticia en lo que respecta al trato de la salud femenina en esta etapa de la vida. Informar con claridad a las mujeres sobre la menopausia debería tener la misma prioridad que la educación sexual en las escuelas. ¿Y por qué demonios no habría de ser así? Todas las mujeres del mundo tienen derecho a mantenerse sanas en esta etapa de su vida, y este derecho empieza por tener acceso a la información necesaria y por saber dónde buscar ayuda.

Por eso, ha llegado el momento de detenernos y reflexionar sobre lo que la menopausia puede significar para ti. Existe una amplia variedad de posibles síntomas: algunos pueden acompañarte de forma constante, mientras que otros aparecen solo en ocasiones. Cada mujer atraviesa esta etapa de un modo distinto, y cada historia es irrepetible.

Lo esencial es que conozcas cuáles pueden ser esos síntomas y cómo enfocarlos, para que no tengas que soportarlos en vano y, en cambio, puedas transformar esta etapa en un tiempo verdaderamente valioso.

A continuación, encontrarás una lista de síntomas que pueden presentarse durante la perimenopausia y la postmenopausia.

Cambios físicos y emocionales en el tránsito hacia la mediana edad:

- Sangrados leves, muy abundantes o irregulares (aunque también es posible que mantengas reglas normales).
- Sofocos y sudores nocturnos.
- Episodios de depresión.
- Aparición de miedos nuevos o intensificación de los que ya conocías, así como crisis de ansiedad.
- Estallidos de ira.
- Alteraciones del sueño.
- Sensación de niebla mental, dificultad para concentrarte o recordar.
- Caída del cabello.
- Picores en la piel y otros problemas cutáneos, como urticaria, dermatitis atópica o eccemas de origen incierto.
- Dolores en las articulaciones.
- Migrañas y cefaleas.
- Palpitaciones o arritmias cardíacas.
- Cistitis recurrentes.
- Necesidad de orinar con frecuencia durante la noche.
- Zumbidos en los oídos o pérdida de audición.
- Aumento de peso, sobre todo en la zona abdominal.
- Dolor durante las relaciones sexuales.
- Disminución del deseo sexual.
- Sensación de ardor en la zona vaginal.
- Picor vaginal o secreciones inusuales.
- Un síndrome premenstrual tan intenso que parece salido del infierno.
- Mareos.

La lista podría, en realidad, ser mucho más extensa, pues existen muchas otras manifestaciones posibles durante la menopausia o la postmenopausia. En mi caso, por ejemplo, un día descubrí que ya no toleraba la lactosa ni la mayoría de las máscaras de pestañas. A otras mujeres les surgen urticarias o trastornos de la tiroides.

En los capítulos dedicados a la perimenopausia y la postmenopausia abordaremos los síntomas más frecuentes. No olvides, sin embargo, que algunos pueden prolongarse desde la premenopausia hasta la perimenopausia, o continuar de la perimenopausia a la postmenopausia, mientras que otros solo se manifiestan en las etapas más avanzadas de esta última.

 ## Conviene saber

> Cada historia de menopausia es única: la mía no se parece a la tuya, y la tuya puede no guardar la menor semejanza con la de tu madre. Algunas mujeres atraviesan esta etapa con los síntomas más habituales; otras, en cambio, presentan únicamente un síntoma aislado y poco común, como migrañas persistentes o molestias en las articulaciones, y nada más.

La fiesta sorpresa mensual:*
tu regla sin reglas

Mientras que en la premenopausia nuestros ciclos siguen siendo (más o menos) regulares, en la perimenopausia las ovulaciones se vuelven aún más escasas. Esto provoca desequilibrios hormonales capaces de alterar el patrón de sangrado de distintas maneras:

---

* Referencia a la película de terror de 2001 *The Surprise Party,* en la que se exploran las relaciones románticas entre los personajes de manera que salen a la luz varios secretos. *(N. de la T.)*

1. La regla llega con normalidad.
2. Se adelanta respecto a lo habitual.
3. Se retrasa más de lo esperado.
4. Comienza y no cesa.

… y también puede ocurrir que, durante un tiempo, el ciclo se mantenga regular y de pronto, se vuelva irregular. El sangrado, a lo largo de estos años de cambio, puede ser inestable, aunque en algunos momentos recupere cierta estabilidad. Es una etapa verdaderamente imprevisible. Cada mujer la vive de manera distinta, con su propia historia.

Todo esto está ligado a la disminución de las ovulaciones, o a ovulaciones de menor calidad. Como ya sabemos, esto provoca una caída, o bien una producción insuficiente, de progesterona, lo que permite que el estrógeno siga revistiendo el útero sin control.

Veamos ahora, con más detalle, las distintas variantes.

1. La regla llega con normalidad

Si sigues teniendo la regla con una frecuencia habitual pasados los 40, puede que todavía estés ovulando… pero no tiene por qué ser así. Si no hay ovulación, el estrógeno sigue estimulando el revestimiento del útero, que continúa creciendo. El ciclo se queda atascado en la fase estrogénica y no avanza, como un conejito de Duracell que se ha chocado con una pared, pero sigue corriendo en el sitio.

En algún momento, el endometrio se ha engrosado hasta tal punto que las capas más antiguas empiezan a desprenderse y se produce un sangrado. Esto puede suceder al cabo de 28 días, de modo que suele interpretarse como una regla «normal». Lo que muchas veces no sabemos es que solo se ha desprendido una parte del endometrio, y que pueden quedar restos que se expulsen semanas más tarde.

Y esto nos lleva a la variante número 2:

2. La regla se adelanta respecto a lo habitual

Cuando la menstruación aparece a los 14 o a los 21 días en lugar de a los 28, suele deberse a que en el ciclo anterior no hubo ovulación y se acumuló una gran cantidad de tejido endometrial. Este segundo sangrado, más temprano, en realidad es la segunda parte de la primera regla y todavía forma parte del ciclo del mes anterior.

3. La regla se retrasa más de lo esperado

También puede pasar que el ciclo se alargue mucho y la regla tarde bastante en llegar. En esos casos, el sangrado suele ser más abundante y durar más de lo habitual cuando por fin llega. Desde un punto de vista fisiológico, es comprensible: el estrógeno ha estimulado la acumulación progresiva de tejido en el útero, y ese excedente debe ser expulsado.

 Conviene saber

¿Cómo saber si todavía hay que usar anticonceptivos? No existe una certeza absoluta. Todavía hay mujeres que, ya entrada la década de los 40, se quedan embarazadas sin esperarlo.

La mejor manera de averiguarlo es con un análisis de sangre en la consulta ginecológica. Es fundamental que, al enviar la muestra, el laboratorio reciba la indicación precisa de determinar si sigue siendo necesario recurrir a métodos anticonceptivos.

4. La regla comienza y no cesa

En esta variante, igual que en la primera, no hay ovulación, pero el sangrado no se detiene. Esto ocurre porque Charlie y Bosley siguen enviando la señal de continuar formando el revestimiento uterino, ya que el ciclo nunca alcanza su segunda mitad, esa etapa en la que tendría lugar la ovulación y, después, la producción de progesterona. Es como en un partido de fútbol: cuando un jugador se lesiona, el juego se interrumpe de inmediato.

Mientras tanto, el endometrio acumula capa tras capa de células, hasta que, llegado cierto punto, comienza a sangrar. Sin embargo, mientras el estrógeno siga estimulando el útero, el sangrado continuará. Es una situación parecida a la de una bañera donde el grifo no se cierra y el desagüe tampoco se tapa: el agua no rebosa, pero fluye sin detenerse. De la misma manera, se desprende tanta mucosa como se genera, y por eso el sangrado no cesa.

En estos casos es imprescindible detener el proceso mediante un tratamiento hormonal. No conviene esperar un mes más para comprobar si se resuelve por sí solo.

 En resumen

1. Durante la perimenopausia pueden manifestarse numerosos síntomas físicos que, a primera vista, no parecen tener un origen hormonal, como erupciones cutáneas o palpitaciones.
2. En esta etapa es perfectamente posible tener una menstruación regular.
3. Las alteraciones en los ciclos —ya sean demasiado breves, prolongados o intensos— suelen estar vinculadas a una carencia de progesterona, provocada por ovulaciones ausentes o insuficientes.

Cuando el baño parece la escena de un crimen: un sangrado muy abundante

Precisamente durante la perimenopausia puede haber sangrados que ni siquiera merecen llamarse menstruaciones. Lo que pasa se parece más a una «hemorragia»… o a una «carnicería», por crudo que suene. Estos sangrados son tan intensos que apenas puedes levantarte del váter, y tienes que cambiarte el tampón con muchísima frecuencia, a veces varias veces en una hora. Si expulsas coágulos grandes, de un color semejante al del hígado, es natural que te asustes. Tal vez pienses: ¿se está desprendiendo algo dentro de mí? Mantén la calma. Esos fragmentos son únicamente sangre coagulada. Su presencia indica que el sangrado es tan abundante que la sangre comienza a coagularse antes de salir, porque el cuerpo intenta contener la hemorragia como puede.

Si el flujo no se detiene, o si empiezas a sentirte débil o mareada, acude al médico o dirígete a urgencias. En muchos casos se logra controlar con medicación: suele administrarse un gestágeno sintético de gran potencia, una especie de progesterona llevada al extremo. Cuando la hemorragia es muy intensa y no muestra señales de remitir en los días siguientes, puede ser necesario practicar un legrado uterino para detenerla. Cuando estas reglas tan abundantes se repiten con frecuencia, tus niveles de hierro en sangre comienzan a descender. Si eso te obliga a recibir infusiones de hierro de manera habitual, es el momento de buscar una solución definitiva.

En ciertos casos resulta aconsejable realizar una ablación del endometrio o recurrir a un procedimiento conocido como el método NovaSure. El procedimiento, que se lleva a cabo bajo anestesia general, consiste en colocar una malla sobre el endometrio, lo que provoca la interrupción total del sangrado menstrual.

Es importante aclarar que esta operación no adelanta la llegada de la menopausia —la duda surge a menudo porque, después de la intervención, el sangrado desaparece—, sino que simplemente evita que vuelvas a sufrir hemorragias tan intensas.

En otras circunstancias, como ginecóloga, me encuentro con pacientes que solicitan la extirpación del útero. Suele ocurrir cuando las hemorragias son tan severas que alteran de forma reiterada su vida cotidiana y disminuyen de manera significativa su calidad de vida. Si la mujer ya no desea tener hijos y ha tomado una decisión meditada, puede someterse a una histerectomía sin inconvenientes.

En estos casos se conservan los ovarios y únicamente se retira el útero mediante una laparoscopia. Para muchas mujeres, la vida mejora de manera notable después de la operación.

Existe también una alternativa más sencilla a la extirpación del útero o a la ablación con anestesia general: la colocación de un DIU hormonal, capaz de reducir el sangrado o incluso eliminarlo por completo. Algunas mujeres recurren a la píldora para controlar menstruaciones excesivas, pero conviene recordar que, a partir de los 40 años, su uso eleva el riesgo de trombosis e incluso de ictus.

Como ves, cada caso es distinto. Consulta con tu ginecóloga o ginecólogo de confianza para encontrar la mejor solución para ti.

Miomas: huéspedes no deseados

La causa de una hemorragia intensa puede ser, por un lado, un ciclo que no logra completarse con normalidad, aunque, en otros casos, el origen se encuentra en los **miomas.** Estos son nódulos benignos formados por células musculares del útero. Dichas células formaban parte del equipo habitual del órgano, pero en algún momento comenzaron a actuar de manera independiente y dieron lugar a los nódulos miomatosos.

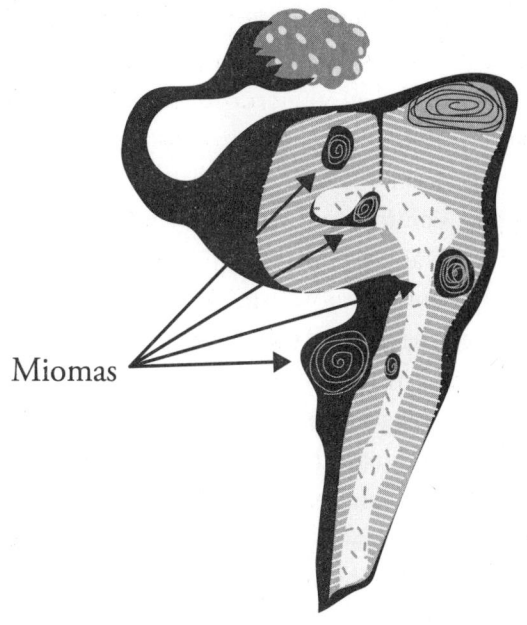

Miomas

Existen miomas de distintos tamaños, formas y ubicaciones. Los miomas pueden asentarse en cualquier parte del útero: algunos están en la pared, otros en la cavidad uterina. Algunos son tan pequeños como un guisante y otros —aunque con menos frecuencia— son tan grandes como un melocotón. También pueden desarrollarse fuera del útero, por ejemplo, cerca del ovario o en el cuello uterino, e incluso estar sujetos por un pedículo, como el pompón de un gorro.

La naturaleza ha otorgado a los miomas una sorprendente libertad para crecer. Tienen afinidad por el estrógeno y, por ello, suelen aumentar de tamaño —casi siempre de manera muy lenta— bajo el influjo de esta poderosa hormona femenina.

Los miomas son muy frecuentes, sobre todo en mujeres mayores de 30 años. Se estima que el 50 por ciento de las mujeres desarrolla un mioma uterino a lo largo de su vida. Por sí solo, un mioma no es motivo de alarma; la mayoría son inofensivos y no suelen extirparse. A menudo se descubren por casualidad en una ecografía sin que hayan dado la menor señal de su existencia.

Incluso cuando se sabe que están contribuyendo a un sangrado más abundante, eso no significa que haya que intervenir médicamente.

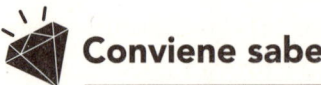

Conviene saber

En el pasado se extirpaba el útero a muchas mujeres únicamente por tener un mioma. Algunas de nuestras madres y abuelas llegaron incluso a someterse a una «operación completa», en la que también se retiraban los ovarios, con el argumento de que, a partir de los 40 años, «ya no eran necesarios». De ese modo, se las conducía quirúrgicamente a una menopausia inmediata. Hoy en día, por fortuna, semejante práctica resulta impensable.

Por esta razón, lo más habitual es dejar los miomas donde están. Solo se recurre a la cirugía cuando el sangrado se vuelve tan intenso y molesto que se desea reducirlo. Sin embargo, la operación no siempre ofrece una solución definitiva, sobre todo cuando existen muchos miomas pequeños. En esos casos, la intervención no garantiza que el sangrado disminuya. Además, incluso después de la cirugía, pueden aparecer nuevos miomas con el tiempo.

A esto se añade que los miomas suelen estar muy irrigados, de modo que, durante la intervención, la paciente puede perder una cantidad considerable de sangre. Por esta razón, conviene valorar con detenimiento la cirugía.

Algunas mujeres eligen la extirpación del útero cuando el sangrado menoscaba de manera grave su calidad de vida; para ellas, esta resulta ser la mejor solución.

Si, en cambio, existe el deseo de tener un hijo, la operación puede considerarse en casos específicos, aunque la decisión debe tomarse siempre junto con el ginecólogo. Hay ocasiones en que los miomas alcanzan un tamaño tal que ocupan demasiado espacio en el abdomen; en esas circunstancias, también puede ser razonable proceder a la intervención quirúrgica.

Lo esencial es comprender que los miomas no se extirpan solo por existir. Es importante que lo tengas presente: casi nunca se vuelven malignos, de verdad. Los casos de miomas cancerosos son extraordinariamente raros. Su probabilidad es, más o menos, la misma que la de coincidir en clase turista, rumbo a las islas Jónicas, con Donald Trump sentado a tu lado.

Así que, si tu ginecóloga te comunica que tienes un mioma, quédate tranquila. La mayoría son benignos; solo en algunos casos puede generar un sangrado más intenso. Por lo general, no generan molestias. Cuando la influencia de los estrógenos desaparece, se calcifican y permanecen ahí, como cuadros colgados en las paredes del útero, visibles en las ecografías, pero completamente inofensivos.

 En resumen

1. Los sangrados muy abundantes pueden provocar una pérdida significativa de hierro y convertirse con el tiempo en un problema crónico.
2. Cuando el sangrado es intenso, la sangre puede empezar a coagularse antes de salir, formando coágulos grandes de un color parecido al del hígado crudo.
3. Un dispositivo intrauterino con hormona o la píldora anticonceptiva pueden ayudar a controlar estos sangrados.
4. Otra opción es realizar una ablación endometrial o, tras una reflexión profunda y serena, valorar la extirpación del útero.
5. Los miomas pueden causar hemorragias intensas, aunque a veces no producen síntomas. Como casi siempre son benignos, no suele ser necesario intervenirlos.
6. Hoy en día ya no se extirpa el útero únicamente por la presencia de miomas.

Melancolía veraniega:*
cambios de humor

A veces aparece de forma gradual, casi imperceptible; otras, irrumpe de un día para otro, pero siempre resulta desconcertante: una tristeza inexplicable. Desde fuera, todo parece estar como siempre, pero tú te sientes deprimida sin motivo alguno. Notas que te falta la alegría por las cosas más simples, como salir a comer algo rico o ir a hacerte la manicura. El mundo ha perdido sus colores, y todo adquiere un tinte apagado. Los estados de ánimo depresivos no deben tomarse a la ligera durante la menopausia, y a menudo llegan sin previo aviso. También pueden evolucionar poco a poco y transformarse en su hermana mayor y más fea: una depresión en toda regla. Quienes han sufrido un síndrome premenstrual severo o una depresión postparto son más sensibles a los cambios hormonales y, por tanto, tienen un mayor riesgo de deprimirse durante el reajuste hormonal en la mediana edad.

Lo más trágico es que pocas mujeres —y profesionales médicos— reconocen el origen hormonal del problema, y tratan de abordar la depresión solo con antidepresivos, sobre todo si la paciente ha tenido algún episodio depresivo en el pasado (aunque haya sido hace mucho tiempo).

A veces, desde fuera, también se asume que una mujer tiene motivos para estar triste: la menopausia suele coincidir con la etapa en que los hijos se independizan, lo que puede generar una profunda sensación de vacío en la madre. Es lo que comúnmente se conoce como el «síndrome del nido vacío». Es un término acuñado en una época en la que las mujeres solían ser amas de casa y se definían únicamente por su rol como madres.

* Referencia a «Summertime Sadness», canción de Lana del Rey de 2012, que habla de la tristeza de no poder vivir como se quiere/con quien se quiere. *(N. de la T.)*

A mi juicio, ese «síndrome» apenas tiene vigencia hoy en día, y me incomoda que colegas a quienes respeto continúen utilizándolo, pues transmiten la idea de que la única función verdaderamente valiosa de una mujer es criar a sus hijos. El término «nido vacío» pasa por alto que, en medio de un estado depresivo, también pueden tambalearse otras certezas: el trabajo, las amistades e incluso la relación de pareja pueden perder significado. Desatender todas esas dimensiones es simplificar demasiado la realidad de una mujer.

Dado que tantas alteraciones del ánimo y tantas depresiones ocurren precisamente durante la menopausia, la pregunta es inevitable: ¿no tendrá todo ello un origen hormonal?

Por esta razón considero esencial que, ante un episodio de tristeza o de depresión en esta etapa, lo primero sea equilibrar de manera adecuada las hormonas, antes de recurrir a los antidepresivos como un simple paliativo.

 Conviene saber

> Antes de tomar antidepresivos por un estado depresivo durante la menopausia, hay que equilibrar primero el sistema hormonal.

A menudo, la depresión se debe a un déficit de progesterona, por eso resulta lógico empezar tomando un preparado de progesterona bioidéntica (más adelante hablaremos de cómo y cuándo hacerlo). Un análisis de sangre en la consulta ginecológica puede ser útil, aunque no siempre resulta necesario. Al fin y al cabo, un análisis es como un selfi hormonal, es decir, una imagen puntual que no siempre aporta claridad a los procesos que están ocurriendo en el cuerpo. Por eso, yo siempre recomiendo hacer una prueba directa con progesterona, tomada por la noche antes de irse a dormir. De este modo es posible percibir si se produce algún cambio y en qué medida. En ocasiones, una pequeña dosis de estrógeno también puede ayudar a elevar el ánimo. Si, a pesar de todo, la depresión persiste, los antidepresivos pueden resultar útiles más adelante para contribuir a reequilibrar la química cerebral. Sin embargo, no deberían ser la primera opción.

Tanto si la depresión tiene una causa física como si se trata «solo» de un estado anímico bajo, el apoyo psicológico puede ser muy beneficioso. Soy una gran defensora de la terapia de conversación y, especialmente en momentos de cambio hormonal, puede ayudar a tratar muchos problemas de los que no somos conscientes.

No ignores estos asuntos ni intentes enfrentarlo todo tú sola. Si en medio de una tormenta emocional salen cosas a flote, lo más sensato es abordarlas paso a paso, y con la ayuda de una profesional poder poner en orden tus emociones y pensamientos. Atrévete, y enfréntate a ello.

Reventando calabazas:* rabia y altibajos emocionales

Los estallidos de rabia que te hacen sentir como si te transformaras en Godzilla no tienen ninguna gracia. Hablas más alto de lo normal y te alteras desproporcionadamente por cosas que, aunque son molestas, no justifican perder la paciencia. Tu pareja se lleva las manos a la cabeza, tus hijos adolescentes se van dando un portazo, y tú, en pleno arrebato de furia, ni siquiera sabes qué hacer contigo misma. No es una sensación nada agradable. En muchas mujeres, este tipo de reacciones es una señal sutil de que empieza a producirse un cambio a nivel hormonal. Y precisamente si aún tienes la regla con regularidad, es fácil no sospechar que las hormonas estén detrás del desaguisado.

* Referencia a The Smashing Pumpkins, una banda de *rock* alternativo formada en Chicago en 1988 muy querida en Alemania, donde han estado de gira en varias ocasiones. (*N. de la T.*)

Lo que ocurre es que cada vez ovulamos con menos frecuencia, o nuestras ovulaciones se vuelven más débiles y no bastan para producir la cantidad de progesterona necesaria. Y sin la influencia relajante de la progesterona, esa hormona que aporta serenidad, resulta fácil sentirse alterada o intranquila. Mientras tanto, los niveles de testosterona suelen mantenerse, y los de estrógeno permanecen estables o se vuelven inestables, lo cual, desde luego, no contribuye a mejorar las cosas.

Antes de contemplar la idea de acudir a un abogado especializado en divorcios, consulta con tu ginecólogo y pídele que te recete progesterona para tomar por la noche. Aunque los análisis de sangre parezcan normales, los síntomas suelen revelar mucho más que una medición aislada de tus niveles hormonales. La progesterona puede ayudarte a compensar la carencia propia de la segunda mitad del ciclo. Cuenta catorce días a partir del primer día de tu última regla y comienza a tomarla por la noche desde ese momento.

Atención: si utilizas algún método anticonceptivo hormonal, es posible que la progesterona no actúe de manera adecuada. En muchos casos resulta conveniente suspender ese método para poder evaluar tu situación con mayor claridad. Si lo consideras necesario, puedes hacerte una prueba que determine si aún precisas anticonceptivos. Ten presente que, si tomas la píldora y sigues teniendo una «regla» cada mes, ese sangrado no es una menstruación verdadera, sino una hemorragia provocada por la retirada de hormonas, y no refleja en absoluto tu estado hormonal real. En teoría, podrías seguir experimentando ese sangrado inducido indefinidamente.

Pero volvamos a lo esencial: no estás loca, ni te vas a quedar así para siempre. Lo que necesitas es apoyo: apoyo hormonal, apoyo de quienes te rodean y, sobre todo, apoyo de ti misma. Estos arrebatos de ira también revelan algo: necesitas cuidarte. Al llegar a los 40 o a los 50, justo cuando más lo necesitamos, comprendemos que todo aquello que creíamos saber sobre el autocuidado y el amor propio cobra una relevancia mucho mayor de la que imaginábamos. Dormir lo suficiente y concederse pausas se convierte en algo indispensable, al igual que mantener una alimentación equilibrada, reducir el consumo de alcohol y beber abundante agua. Date, siempre que puedas, momentos de descanso. Pide comprensión a tu entorno y, sobre todo, perdónate a ti misma cuando atravieses momentos oscuros y pierdas la calma. Más adelante hablaremos con mayor detenimiento de lo que implica el autocuidado y de por qué no es un lujo prescindible, sino una necesidad esencial para preservar la salud.

Insomnio:*
despierta desde las 4 de la mañana

Uno de los indicios más comunes de la menopausia es una peor calidad del sueño. Si antes podíamos dormir profundamente y del tirón hasta que sonaba el despertador, eso cambia con la llegada de la menopausia: te despiertas con regularidad de madrugada (y a veces incluso antes) y ya no consigues volver a dormirte. Todo tipo de pensamientos se agolpan en tu mente: no dejas de darle vueltas a los problemas, sobreanalizas situaciones y piensas demasiado. A partir de las 3 de la mañana, las pequeñas preocupaciones se convierten en enormes disputas: ¿Cuándo hay que llevar el coche a revisión? ¿Conviene reservar ya las vacaciones por el descuento que te hacen al reservar con tiempo? ¿Dónde está la factura del fontanero?

A veces bromeo con mis compañeras diciendo que deberíamos crear un grupo en WhatsApp que se llamara: «¿Tú también estás despierta?».

De hecho, los trastornos del sueño son tan frecuentes que, cuando una mujer me asegura que no está notando ningún problema relacionado con el cambio hormonal, le

---

* Referencia a «Insomnia», canción de 1995 de Faithless, que trata la experiencia de mantenerse despierto por el dolor y la lucha por conciliar el sueño. *(N. de la T.)*

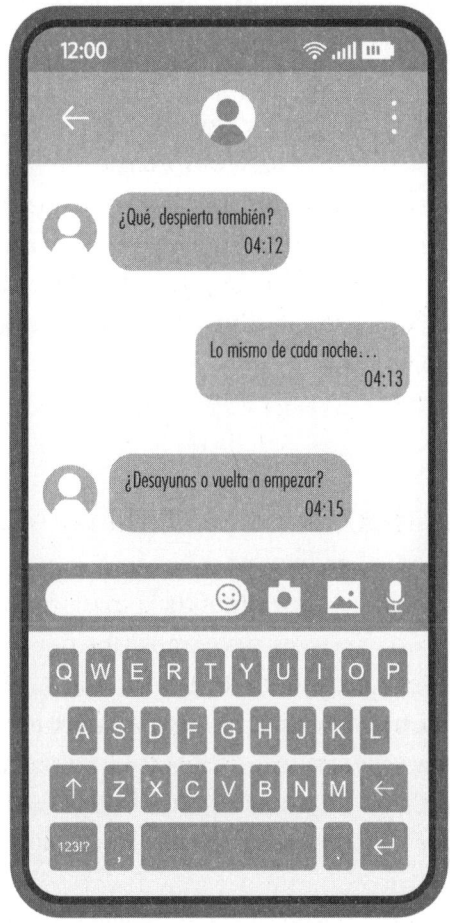

pregunto directamente si sigue durmiendo bien. Y a menudo me responde que no, que en realidad su calidad de sueño ha empeorado. A veces hay fases en las que se duerme mejor y otras en las que se duerme peor; a veces los sofocos se juntan con el insomnio, tras los cuales te despiertas empapada en sudor. Una mala noche la puedes sobrellevar, quizá dos también, pero si se encadenan muchas noches sin dormir, llega un punto en el que estás al límite y te resulta imposible seguir funcionando bien. El día se hace cuesta arriba, aparecen los dolores de cabeza y el agotamiento. Aunque suene a pesadilla, es la amarga realidad de muchas mujeres. En ese contexto, recurrir a somníferos deja de parecer una idea tan descabellada.

Afortunadamente, hoy comprendemos mejor por qué cuesta tanto conciliar el sueño: la progesterona, una hormona clave para inducir relajación y sueño profundo, disminuye cuando las ovulaciones se vuelven ineficaces o dejan de producirse.

La solución, o al menos una parte fundamental de ella, consiste en tomar progesterona por la noche. Cómo hacerlo, qué aspectos conviene considerar y qué otras alternativas existen, lo exploraremos con detalle en el capítulo 5.

¡Que alguien me traiga agua!:* sofocos

Nadie los recibe con alegría, ni siquiera las más frioleras entre nosotras. Los sofocos, el síntoma más característico de la menopausia, irrumpen con intensidad tanto durante la perimenopausia como a lo largo de toda la postmenopausia, y para algunas mujeres siguen siendo un problema persistente durante años.

Conviene dejarlo claro desde el principio: es importante tratar los sofocos, tanto si estás todavía en plena perimenopausia como si ya la has superado. Primero, porque resultan profundamente molestos; y segundo, porque son una señal clara de que el nivel de estrógenos se encuentra por los suelos, algo que implica riesgos reales para la salud.

Estos sofocos aparecen de forma repentina. Pero un sofoco no solo significa tener un poco de calor; algunos son realmente insoportables. La sensación de calor comienza en el interior,

---

* Referencia a la canción «Bring Me Some Water» de 1988 de Melissa Etheridge, que según la cantante habla de su tío Bob, que trabajaba en el campo de sol a sol y solía pedirle agua a su esposa para aguantar el calor. *(N. de la T.)*

normalmente en el pecho o en la cabeza; el corazón se acelera y la cara se enrojece. Se suda por la cabeza, el cuello, el escote y las axilas. En ocasiones te sientes con fiebre, y algunas mujeres incluso sufren náuseas.

Un sofoco puede durar entre dos y tres minutos, aunque en algunos casos se prolongan hasta media hora.

Quien ya haya observado este fenómeno en su madre o en alguna compañera de trabajo, intuye que no es ninguna broma. Suelen empezar de forma esporádica, durante la perimenopausia.

Algunas los experimentan sobre todo por la noche, otras durante el día, y unas cuantas tanto de día como de noche. Hay quienes los sufren más en invierno que en verano, y viceversa. Ciertas mujeres los tienen unas pocas veces por semana, otras varias veces al día.

 ## Para las más curiosas

¿Sabías que existen distintos tipos de sofocos? El «clásico» es aquel en que el calor te invade de repente, se te enrojece la cara y empiezas a sudar, sobre todo por la cabeza y el cuello.

Existen también otros sofocos que irrumpen de manera repentina, aunque no alcanzan la intensidad de los clásicos. Sin embargo, se prolongan mucho más, llegando a durar hasta media hora. Muchas mujeres continúan experimentando esta forma de sofocos durante años, e incluso décadas, después de la menopausia.

Hay quienes solo los padecen por la noche. Esto ocurre porque, mientras dormimos, los niveles de estrógeno pueden descender de forma brusca. Esa caída repentina, aunque luego se estabilicen, basta para desencadenar un sofoco.

Pero ¿cómo se producen los sofocos? La verdad es que no se sabe con certeza. Un psiquiatra me comentó en una ocasión que, en su ámbito, algunos los interpretan como una especie de reacción de pánico en las mujeres: «¡Dios mío, estoy envejeciendo, soy mortal y ya no puedo tener hijos!». Esa explicación suena a algo que el propio Freud habría dejado caer sin mayor reflexión y que, a mi juicio, pertenece al mismo cajón de despropósitos que la llamada «envidia del pene» o el supuesto «orgasmo clitoriano inmaduro».

Desde una perspectiva fisiológica, se cree que todo comienza con una reacción localizada en el cerebro. El hipotálamo, nuestro Charlie, reacciona al bajo nivel de estrógenos aumentando sus señales hacia Bosley, quien a su vez intenta activar los ovarios con la hormona FSH, su principal mensajero. Sin embargo, los ovarios ya no pueden responder de forma adecuada, porque apenas quedan óvulos.

Charlie y Bosley no se dan por vencidos y continúan liberando más FSH hacia el torrente sanguíneo. Ya no le piden al ovario, con cortesía, que produzca estrógenos: ahora la hipófisis se los exige a gritos. Envía descargas de FSH varias veces por hora, acelera el compás y mantiene al ovario bajo un estímulo constante, sin tregua.

Según una teoría, los sofocos se producen porque la zona del cerebro encargada de regular la temperatura corporal se encuentra muy cerca de la hipófisis, y la actividad desbordada de Charlie y Bosley termina por despertar también ese centro térmico. Esto explicaría por qué muchas mujeres experimentan sofocos en intervalos regulares, coincidiendo con los picos de actividad que envía Bosley.

Los sofocos son tan variados como las mujeres que los sufren. Uno de los grandes malentendidos en torno a ellos es la creencia de que hay que soportarlos sin ningún tipo de apoyo ni alivio. Aún más peligroso resulta creer que, cuando desaparezcan tras algunos años, todo regresará a la normalidad.

La verdad es que los sofocos son una señal de alarma del cuerpo. Revelan el déficit hormonal que repercute en todos los órganos, y muchas de las enfermedades ligadas al envejecimiento solo logran consolidarse a causa de esa carencia de hormonas. Así que no: tu cuerpo no volverá jamás a ser el mismo.

 ## Desmontando mitos

Que los sofocos desaparezcan un día no significa que con ellos se acaben todos los problemas: la mayoría de los trastornos de salud empiezan, de hecho, a desarrollarse en ese momento.

Prolapso vaginal, calcificación arterial, riesgo de ictus, tendencia a la diabetes, problemas de memoria, artrosis… La lista es extensa, y es importante conocer cada uno de estos problemas. Por eso, más adelante, los iré explicando uno por uno.

Con el tiempo, los receptores de los órganos se vuelven menos sensibles y el cuerpo deja de recibir las señales, por eso cesan los sofocos; aunque para que eso ocurra pueden pasar años. Al fin y al cabo, se llaman años (y no meses) de transición.

Pero tanto si los sofocos son intensos, escasos o incluso inexistentes, el resto de los órganos continúa sufriendo a causa de la carencia hormonal crónica y se va deteriorando poco a poco. No olvidemos que son muy pocos los órganos que carecen de receptores, es decir, de puntos de conexión con el estrógeno. Los problemas de salud persistentes —como los dolores articulares, la hipertensión, el colesterol elevado o las depresiones clínicas— en realidad apenas están comenzando.

Despierta a tu Lady Marmalade:*
libido sin freno

Los niveles hormonales inestables, por un lado, y las noches en vela plagadas de pensamientos, por otro, pueden apagar por completo el deseo sexual. Es comprensible: dormir mal, replantearse la vida y descubrir todo aquello que no encaja puede arrastrar a cualquiera a una crisis, sobre todo si la relación de pareja ya arrastra tensiones.

Es por esto que muchas mujeres alrededor de los 40 pierden interés en la intimidad. Pero no siempre es así; a veces sucede justo lo contrario. Hoy sabemos que los niveles de progesterona bajan, que el estrógeno —la hormona de la ternura y la conexión emocional— se vuelve inestable, y que la testosterona se mantiene activa, ya que la producen tanto los ovarios como las glándulas suprarrenales. Eso significa que, si no estamos en guerra con todo el mundo, podemos sentir un deseo sexual más intenso que nunca. Sharon Stone confesó que vivió el mejor sexo de su vida a los 46 años, y no hay razón para dudarlo.

Lucy Liu —la testosterona encarnada— nos ofrece ahora una libido libre de culpas y de cargas emocionales. Hemos soltado gran parte del lastre que marcó nuestra vida sexual durante años: en la adolescencia y hasta bien entrada la veintena, un embarazo no deseado era una tragedia; un condón roto o una pastilla olvidada podían convertirse en dramas. Además, entonces el sexo estaba lleno de temores e inseguridades.

¿Quién no ha sentido alguna vez que todo el mundo disfrutaba del sexo excepto una misma? Muchas mujeres jóvenes se creen defectuosas en lo sexual porque no logran alcanzar

* Referencia a «Lady Marmalade», canción de Bob Crewe y Kenny Nolan escrita en 1974 y adaptada en 2001 para la película *Moulin Rouge!,* que contiene el famoso verso *Voulez-vous coucher avec moi (ce soir)?,* ('¿Quieres dormir conmigo esta noche?'). *(N. de la T.)*

el orgasmo vaginal, porque sienten dolor al tener relaciones, porque están demasiado húmedas o, por el contrario, no lo suficiente, o porque temen ser demasiado ruidosas o silenciosas al hacer el amor. La obsesión por la celulitis o por el michelín del abdomen lleva a muchas a buscar la penumbra, a entregarse solo a oscuras.

Más adelante, la sexualidad se centra en la planificación familiar, con la esperanza de que, por fin, aparezca ese test positivo tan esperado. El sexo se somete entonces a reglas estrictas, a controles y calendarios, y muchas acabamos sentadas en el baño, test en mano, aguardando con el corazón encogido.

Luego llega la etapa en la que mantener relaciones sin interrupciones parece una quimera: el niño pequeño se cuela en la cama noche tras noche, el sexo se convierte en una tarea más, algo que hay que cumplir deprisa para que la pareja no se sienta rechazada.

A partir de los 40, sin embargo, todo comienza a transformarse. Los hijos ya son mayores, y en ocasiones ni siquiera viven en casa. La preocupación por un embarazo inesperado desaparece, porque la etapa fértil ha quedado atrás. El método anticonceptivo elegido, quizá un DIU de cobre o una ligadura de trompas, ya no causa sobresaltos.

Ahora el sexo puede vivirse con una libertad nueva: por puro placer, sin angustias por la celulitis ni por el pecho caído, sin miedos ni cargas innecesarias.

Sin embargo, creo que una de las experiencias más enriquecedoras que puede vivir una mujer a partir de los 40 es descubrir que en la sexualidad femenina no hay fronteras. Muchas se sienten hoy con la libertad de explorar territorios nuevos en la intimidad: algunas se atreven, por ejemplo, a probar el sexo anal o a ver películas eróticas. En ese camino aprenden, se sorprenden, y comprueban que su deseo no tiene límites, sino que se parece a un árbol que continúa creciendo, y extendiendo nuevas ramas. ¡Ojalá lo hubiéramos sabido a los 20! Cuando estábamos tan agobiadas por si llegábamos al orgasmo o no, por si lubricábamos demasiado o no lo suficiente, por si hacíamos demasiado ruido o demasiado poco...

Eso es justamente lo que intento transmitirles a mis pacientes más jóvenes cuando acuden a la consulta con inquietudes sobre su vida sexual: en la veintena o la treintena, la sexualidad femenina aún está en proceso de formación, y es necesario tener paciencia, porque muchas cosas solo se revelan y se afinan con el paso del tiempo.

La sexualidad femenina, además, es capaz de ofrecer verdaderas sorpresas. Muchas de mis pacientes, ya después de los 40, me confiesan que han experimentado por primera vez una eyaculación femenina. A menudo se asustan, convencidas de que se trata de orina, aunque no lo es (hablaremos de ello con más detalle en el siguiente apartado de «Para las más curiosas»). Otras, en cambio, me dicen que han experimentado orgasmos múltiples por primera vez, como si su sexualidad se hubiera despertado de pronto, o como si en su sistema nervioso se hubieran encendido nuevos circuitos de placer.

 ## Para las más curiosas

Muchas mujeres cuentan que a comienzos o mediados de los 40, por primera vez, expulsan líquido durante el sexo y lo confunden con orina. En realidad, se trata de la a menudo mítica eyaculación femenina, que suele manifestarse con mayor claridad a medida que la sexualidad femenina evoluciona con los años.

La eyaculación femenina se produce en las glándulas de Skene, unas glándulas minúsculas situadas junto a la uretra que en el desarrollo humano corresponden a la próstata masculina. El líquido expulsado tiene una composición química similar a la del líquido prostático. Desde un punto de vista biológico, no parece tener mucho sentido en el cuerpo femenino, pero la naturaleza no elimina lo que no estorba durante el desarrollo sexual. Por eso los hombres también conservan los pezones.

Los orificios de estas glándulas son puntos diminutos que se pueden ver al lado de la uretra. Curiosamente, un estudio mostró que, cuanto más se «eyacula», más aberturas glandulares tienden a desarrollarse junto a la uretra con el tiempo.

Esta peculiaridad anatómica demuestra de forma fascinante que nuestra sexualidad no es estática, sino algo en continua evolución.

Conozco a muchas mujeres que, en la cuarentena, tienen aventuras con hombres más jóvenes; relaciones breves, sin demasiado compromiso, que a menudo acaban con los chicos encantados por estas mujeres que tienen muy claro lo que les gusta en la cama y que, al parecer, no los necesitan para nada más que para pasar un buen rato. También conozco otras que engañan a sus maridos con relaciones extramatrimoniales y ponen en riesgo su matrimonio sin grandes remordimientos. Pero en lugar de convertirse en «adúlteras» de por vida, sería mucho más sano para todos los implicados que se escucharan a sí mismas y le comunicaran de forma clara a su pareja lo que realmente desean.

Ahora es el momento de preguntarte no solo lo que quieres en la intimidad, sino qué anhelas fuera de ella. Si la rutina con tu pareja se ha hecho monótona y deseas algo diferente, es el momento de decirlo con claridad, en voz alta y con firmeza.

La menopausia también puede ser una etapa fabulosa porque te permite recuperar tu voz. Te toca a ti. Es el turno de tus anhelos, de que se cumplan tus deseos, tanto en la cama como en la vida diaria.

Es cierto que, al principio, resulta extraño para todos —no solo para los hombres— cuando una mujer empieza a expresar sus deseos, ya sea en el terreno sexual o respecto a su lugar en el mundo. Y no siempre se recibe con entusiasmo. Al fin y al cabo, las cosas habían funcionado bastante bien para quienes la rodeaban hasta ese momento, así que la primera reacción al cambio puede ser de incomprensión. Lo esencial es que puedas crecer y desarrollarte en plenitud. Mientras escribo estas líneas, pienso en cómo, a lo largo de la vida, tantas veces se nos enseña a encogernos, a contenernos, a no incomodar. Pero no hemos venido a este mundo a escondernos, sino a ocupar nuestro lugar con las alas abiertas y desplegar todo nuestro potencial. Solo cuando nos permitimos hacerlo, podemos reconectar con esa fuerza interior que siempre ha estado ahí, silenciosa pero viva, y que florece con renovada intensidad durante los años de la menopausia.

Una mujer peligrosa:* hablando alto y claro

Tras tantas noticias incómodas, tal vez te preguntes por qué considero la menopausia una etapa tan maravillosa. Ha llegado el momento de explicarlo, así que escucha con atención, porque lo que sigue es fundamental. Durante la menopausia sucede algo muy interesante en nuestra psique, algo especial que solo nos ocurre a las mujeres y que nos transforma para siempre desde un punto de vista hormonal y emocional. Ahora que conoces tu ciclo y a los tres ángeles de Charlie, todo esto cobrará aún más sentido.

De forma gradual, los niveles hormonales empiezan a descender. Analicemos este proceso por etapas:

Fase 1: A medida que disminuye el número de ovulaciones —como ya hemos visto—, el cuerpo produce cada vez menos progesterona. Esto se traduce en una menor sensación de cal-

---

* Referencia a la película de 1993 *A Dangerous Woman,* que narra la historia de una mujer que es despedida de su trabajo por falsas acusaciones de robo y cómo busca la felicidad en conflicto con otra mujer. *(N. de la T.)*

ma y en un sueño de peor calidad. Nos volvemos más irritables y comenzamos a dirigir nuestra mirada hacia el interior.

Fase 2: El nivel de estrógenos comienza a oscilar y a descender. Esa hormona que nos había regido desde la pubertad, la misma que de pronto encendió nuestro deseo, la que nos llevó a preguntarnos una y otra vez si éramos lo bastante hermosas, amables, divertidas o delgadas; la que nos impulsó a buscar pareja y nos arrastró a citas a veces embarazosas; la que avivó en muchas el anhelo de formar una familia; la que nos hizo permanecer siempre disponibles para los demás, dispuestas a complacer a hijos, entorno o trabajo; esa misma hormona que veló nuestro juicio y nos llevó, por una lógica evolutiva, a colocar las necesidades ajenas por encima de las propias... Esa influencia de los estrógenos comienza ahora a desvanecerse, poco a poco, como una bruma que se aclara.

De pronto, en lugar de esforzarte tanto por mantener la armonía, se te escapa todo aquello que llevabas guardando durante tanto tiempo. Empiezas a dejar de preocuparte por lo que piensen los demás. Te despiertas en mitad de la noche y vuelven a tu mente pensamientos que antes habías apartado. Te cansa que todos a tu alrededor dependan de ti, que den por hecho que siempre serás tú quien se encargue de todo... y que, además, lo consideren lo más natural del mundo. De repente, abres los ojos —quizá al lado de una pareja que ronca sin saber lo que te ocurre— y comprendes, con una lucidez inesperada, lo que deseas de verdad.

El hinduismo describe las distintas etapas de la vida a través de los llamados *ashramas:* primero se es estudiante, después se asume el papel de cabeza de familia, más tarde habitante del bosque y, por último, asceta. Según esta tradición, la etapa del habitante del bosque comienza hacia los 40, cuando se supone que uno deja atrás las obligaciones domésticas para retirarse a meditar. A muchas de las mujeres en la menopausia les vendría bien algo parecido. Sin embargo, para quienes hemos tenido hijos más tarde, esa etapa comienza cuando estos todavía están en casa. Y eso puede ser abrumador. Muchas sentimos entonces el impulso de huir, de pedir el divorcio, de subirnos al primer avión rumbo a Hawái y dejar que todos esos que absorben nuestra energía aprendan, por fin, a arreglárselas solos.

La perimenopausia es también un momento de cambio personal. En más de una noche de insomnio tomamos decisiones importantes, algunas tan relevantes que marcan el rumbo de la segunda mitad de nuestra vida. El ideograma chino de «crisis» está compuesto por los conceptos de «peligro» y «oportunidad», y precisamente ahora muchas mujeres pueden aprovechar su experiencia vital y todos sus talentos para dejar su huella en el universo.

En muchas culturas se considera que las mujeres que se encuentran en la perimenopausia son «mujeres peligrosas»: han despertado, saben lo que valen, sus experiencias las han enriquecido y no están dispuestas a seguir tolerando tonterías. Muchas descubren entonces que tienen un sexto sentido, que su intuición es certera, como si de pronto hubieran desarrollado un «tercer ojo» (mi hijo lo llama el «sentido arácnido», hablaremos más de eso más adelante).

Como científica, me sigue sorprendiendo cuántas mujeres en mi consulta me dicen que ahora sienten una conexión más profunda con algo: con el universo, con el todo, o con lo que sea que cada una quiera llamar a eso. Es fácil imaginar por qué en tantas culturas se ha venerado a la «mujer mayor» como «la sabia» o se la ha temido como «la bruja».

Fase 3: La testosterona, como podemos notar por nuestra libido, se mantiene estable durante más tiempo. Pero no solo cambia la libido: ahora empiezan a suceder cosas muy interesantes en nuestra psique. Aquí, querida, es donde empieza lo bueno.

Recordemos que la testosterona no es solo la hormona del deseo sexual, sino también la hormona de la capacidad de decisión, de la energía y de la agresividad.

Como ya hemos aprendido, la testosterona se produce en dos lugares: en los ovarios y en las glándulas suprarrenales. Esto significa que, cuando la producción de progesterona y estrógeno disminuye, la testosterona —gracias a su segunda fuente de producción— sigue estando dentro de un rango normal. Así que la testosterona toma el mando, y entonces es cuando entra en acción nuestra Lucy Liu interior.

El efecto que tiene la testosterona en nuestra psique es enorme: podemos pensar con más claridad y ver muchas cosas de forma más nítida. La niebla mental que había producido el estrógeno en nuestra mente durante los últimos veinte años empieza a disiparse, y la testosterona puede despertar en nosotras una necesidad de actuar, de hacer cambios. Liberadas de la presión de tener que agradar a todo el mundo, muchas mujeres ven ahora con total claridad lo que realmente les importa. Muchas —y deseo de corazón que tú también— recuperan su voz y marcan nuevos límites. Y eso es lo maravilloso de la menopausia: después de tantos años sufriendo altibajos físicos, de haber intentado estar en todas partes al mismo tiempo y de anteponer todo a nuestras propias necesidades, ahora te toca a ti. La menopausia es una época de transición, sí, pero lo que espera al otro lado del túnel suele ser algo sorprendentemente bueno.

En el mejor de los casos, en esta etapa se enciende dentro de nosotras una llama que nos impulsa a cuidarnos de una vez por todas. Esa llama puede incluso convertirse en un incendio que arrase con todo lo viejo, lo caduco, lo que ya no funciona para nosotras. Y como toda buena jardinera sabe, la ceniza es buen punto de partida para que brote algo nuevo. La gente de tu alrededor puede verte ahora llena de rabia o con energía desbordante. La perimenopausia es, en efecto, una etapa de decisiones, y yo quiero ayudarte a tomar las que sean adecuadas para ti, para que la segunda parte de tu vida no esté marcada por el agotamiento y las enfermedades, sino que sea una etapa estupenda.

4.

IT'S RAINING MEN(OPAUSIA)[*]

La menopausia se define como la última menstruación, y solo recibe ese nombre cuando, después de ese momento, transcurren doce meses completos sin que se produzca ningún sangrado. A partir de entonces se considera que la mujer ha entrado oficialmente en la etapa de la postmenopausia. Hasta que se cumple ese plazo, es posible que la regla reaparezca tras tres, cinco o incluso once meses, y durante todo ese tiempo seguimos en la perimenopausia. Aunque lleves varios meses sin menstruar y sufras sofocos, el ovario puede activarse de nuevo y provocar otra regla. Por ello, el estado de postmenopausia solo se considera definitivo cuando han pasado doce meses íntegros sin ningún tipo de sangrado.

En esta etapa surgen síntomas que aparecen por primera vez, o que durante la perimenopausia eran apenas perceptibles y ahora se intensifican. Yo los llamo LOS CINCO SÍNTOMAS CLAVE:

1. Sofocos
2. Molestias vaginales
3. Trastornos del sueño
4. Depresión
5. Incontinencia urinaria

* Referencia a «It's Raining Men», la famosa canción de 1982 de The Weather Girls. (*N. de la T.*)

Como ya sabemos, LOS CINCO SÍNTOMAS CLAVE pueden aparecer antes de la última regla. Los límites entre una fase y otra son algo difusos y varían mucho de una mujer a otra; por eso, querida lectora, te he hablado de algunos de estos síntomas en el capítulo sobre la perimenopausia.

También sabemos que es un grave error pensar que, una vez que los sofocos desaparecen, hemos «concluido» la etapa de la menopausia y nada más puede suceder. Los sofocos no se extinguen porque el cuerpo vuelva a producir hormonas, ni su final significa que todo se haya restablecido.

En la mayoría de los casos, lo que sucede es que los receptores hormonales pierden sensibilidad: como si el organismo, tras haber estado demasiado tiempo en alerta, se hubiera vuelto sordo y ya no pudiera escuchar los mensajes que recibe.

 Conviene saber

> Tenlo presente: el déficit hormonal resulta profundamente dañino para la salud. Es la puerta de entrada a muchas —si no a la mayoría— de las enfermedades que se asocian con el paso de los años.

Aunque los sofocos son una advertencia del cuerpo, una señal de que algo no está en equilibrio, constituyen el menor de los males provocados por la falta de hormonas. Los problemas más serios suelen aparecer a partir de ese momento; al principio se insinúan de manera casi imperceptible, pero con el tiempo se hacen cada vez más evidentes y graves. El problema es que muchas enfermedades avanzan durante años sin mostrar señales evidentes y, cuando por fin aparecen las primeras molestias, suelen encontrarse ya en una etapa avanzada. Por eso lo más sensato es aprovechar el tiempo y prevenir, incluso aunque todavía no notes ningún síntoma. Es como el cuidado diario de los dientes: la prevención lo es todo.

En la siguiente sección exploraremos con mayor detalle lo que puede suceder durante la postmenopausia y las medidas que puedes tomar para evitar llegar a ese extremo. Al fin y al cabo, nuestro deseo es que te mantengas fuerte, serena y llena de vitalidad durante el mayor tiempo posible.

Un viaje árido con un caballo sin nombre:* el trágico destino de la vagina

Se dice que el mejor truco del diablo fue convencer al mundo de que no existía. Así puede hacer daño en secreto (como un lobo con piel de cordero). Si hubiera que señalar a un auténtico «diablo» en el ámbito de la salud sexual femenina, yo diría que es la atrofia vaginal, un problema al que con frecuencia se alude con el término, en apariencia inofensivo pero profundamente engañoso, de «sequedad vaginal». Afecta al menos al 70 por ciento de las mujeres después de la menopausia —es decir, a casi todas— y, sin embargo, durante décadas ha sido un tema prohibido. Incluso en los círculos ginecológicos y en la propia industria farmacéutica, se ha ignorado o se ha tratado como a una pariente incómoda. Por ello, los tratamientos disponibles son escasos, y algunos han sido retirados del mercado sin explicación alguna, aun después de años de uso.

Se trata, como ocurre con la mayoría de las dolencias propias de la postmenopausia, de un proceso lento que puede gestarse a lo largo de meses e incluso de años. Su origen está en la falta de estrógenos, que primero se manifiesta en la pérdida de grosor de la mucosa vaginal.

* Referencia a «A Horse with No Name», canción de 1971 del grupo America, que según su letrista es una metáfora que funcionaba como vehículo para escapar de la confusión de la vida y llegar a un lugar tranquilo y pacífico. *(N. de la T.)*

Hay, además, un punto muy preciso en esa zona que responde con especial intensidad a la falta de hormonas. Si miras hacia abajo desde tu perspectiva, se encuentra en la parte más baja de la entrada, justo donde la piel húmeda da paso a la seca. Observada de frente, esa área corresponde a la llamada región de las «seis en punto».

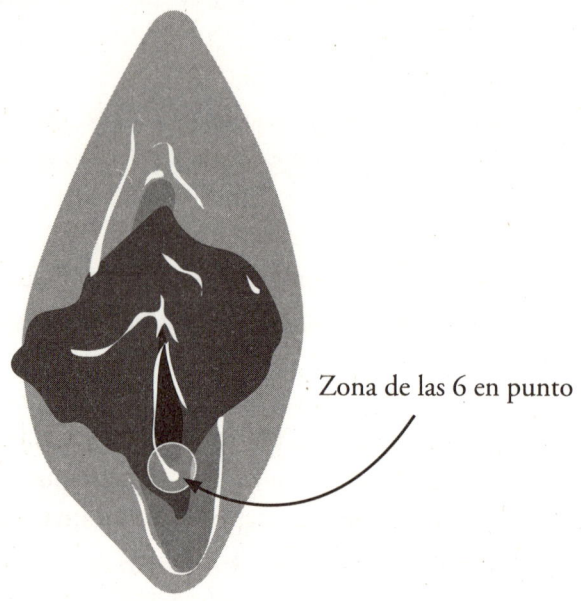

Zona de las 6 en punto

¿Por qué empieza siempre ahí? Porque es la zona de la vagina con más receptores hormonales. Eso significa, por un lado, que durante las relaciones sexuales esa parte es especialmente sensible y, por otro, que también es donde antes se percibe la falta de hormonas. De hecho, la mucosa vaginal puede ser un buen indicador del equilibrio hormonal y permite valorar, durante una exploración, el nivel de hormonas del cuerpo de una mujer.

La atrofia vaginal se manifiesta como un picor, escozor o dolor durante el sexo y, sí, también como sequedad en general y durante las relaciones sexuales en particular. A la vista, la piel ya no parece tener un color rosa vivo, sino más bien un rosa pálido tipo zapatilla de ballet, o incluso un rosa oscuro, cercano al burdeos. Justo en la zona de las «6 en punto» suelen verse pequeños vasos sanguíneos que normalmente no se aprecian, ya que, en condiciones normales, permanecen ocultos en las capas más profundas de la mucosa sana.

Esta situación no mejora con los años, sino que empeora. La piel se vuelve cada vez más fina y sensible. La vagina pierde elasticidad y ya no se dilata con tanta facilidad. La entrada —de nuevo, en la zona de las «6 en punto» de la vagina— empieza a agrietarse cuando tienes relaciones sexuales. El periné también se vuelve más rígido y cede menos. Con el tiempo, la entrada vaginal comienza a estrecharse, de modo que la penetración se vuelve muy difícil, tanto con un pene como con un consolador. En muchas mujeres, el examen ginecológico solo puede efectuarse con los instrumentos más pequeños y, aun así, resulta doloroso. En quienes no han utilizado la vagina durante años, la apertura suele ser tan estrecha que apenas permite el paso del dedo meñique, o en casos extremos, de un simple bastoncillo. Pero aun cuando todavía es posible mantener relaciones sexuales con penetración, la piel es tan fina como un pañuelo de papel y se inflama con el mínimo roce, incluso al orinar. Muchas mujeres ya no pueden llevar vaqueros ajustados ni permanecer sentadas durante mucho tiempo, de modo que una cena fuera de casa o una tarde de cine puede verse arruinada. Algunas, además, se ven obligadas a abandonar actividades como montar en bicicleta o a caballo, porque el dolor resulta insoportable.

El estrechamiento progresivo, por un lado, y la modificación del pH vaginal, por otro, provocan a menudo una sensación de escozor que muchas confunden con una candidiasis vaginal. Sin embargo, los hongos vaginales solo proliferan en un entorno rico en estrógenos, es decir, en mujeres que todavía menstrúan con cierta regularidad. Tanto las niñas como las mujeres postmenopáusicas casi nunca padecen infecciones vaginales por hongos y, cuando aparecen, suelen localizarse en la ingle, en los pliegues entre los labios o en la zona perianal, es decir, alrededor del ano. La falta de estrógenos también altera el pH vaginal, que se vuelve más alcalino y facilita la proliferación de bacterias intestinales y de otros patógenos oportunistas. ¿Por qué sucede esto?

Conviene saber

El pH vaginal está determinado por la presencia de las llamadas bacterias de Döderlein, que dependen del influjo de los estrógenos. Cuando estos bacilos están bien nutridos por los estrógenos forman una comunidad muy beneficiosa que produce ácido láctico y peróxido de hidrógeno. De este modo, el pH se mantiene en un rango ácido, entre 4,0 y 4,7, lo que impide que las bacterias procedentes del ano proliferen. Muchas de esas bacterias pueden encontrarse en la vagina sin causar daño alguno, del mismo modo que algunos hongos y otros microorganismos conviven allí sin generar molestias; no todo debe ser exclusivamente Döderlein. Una flora vaginal bien equilibrada puede albergar cierta diversidad microbiana, siempre que la población dominante pertenezca a la familia Döderlein. En esas condiciones, el flujo vaginal es blanco o blanco amarillento, no desprende olor, no produce picor y apenas mancha la ropa interior. Cuando la carencia de estrógenos se prolonga, las bacterias de Döderlein comienzan a desaparecer, el pH se altera y el equilibrio se pierde. Entonces aparecen el picor y el escozor, y el flujo puede adquirir un tono que va del amarillo oscuro al verde.

Ahora sabemos que la atrofia vaginal no es un asunto menor ni algo que deba tomarse a la ligera. Se trata de un proceso de deterioro paulatino de la mucosa vaginal que conlleva, a la vez, una pérdida progresiva de la función sexual de la vagina. Con el tiempo aparecen también molestias en la uretra, que al principio suelen atribuirse a otras causas y no a la falta de hormonas. A ello se suman infecciones urinarias cada vez más frecuentes y una incontinencia que tiende a agravarse. Analizaremos en detalle este conjunto de problemas en el próximo capítulo.

 ## Para las más curiosas

Un caso especial de picor genital recurrente es la enfermedad autoinmune llamada liquen escleroso. Afecta en algún momento de su vida a cerca del 9 por ciento de las mujeres; un motivo más que suficiente, en mi opinión, para estar bien informada sobre el tema. Esta enfermedad aparece en brotes y suele —aunque no siempre— manifestarse en un contexto de déficit de estrógenos. En este caso, por motivos completamente desconocidos, el propio cuerpo ataca la piel y la mucosa de la vulva y de las zonas circundantes, dañando sus fibras elásticas. Como resultado, los tejidos se retraen, se forman cicatrices y se desencadena un picor intensísimo.

Una de mis pacientes describió el picor causado por el *lichen sclerosus* como el de «un hongo fuera de control, como si estuviera actuando bajo los efectos de la cocaína». Los labios menores se reducen cada vez más hasta fundirse con los labios mayores, al punto de dejar de ser reconocibles. La zona del clítoris puede llegar a cicatrizar y cerrarse, de modo que la piel queda adherida; a esto se le llama «clítoris enterrado».

Tanto el picor persistente como el proceso de retracción hacen que, con el tiempo, las relaciones sexuales se vuelvan imposibles. Por ello, un diagnóstico temprano resulta esencial. Si sospechas que puedes tener esta enfermedad, es imprescindible que te hagas una biopsia.

Muchas mujeres creen que estas molestias son algo normal, tan pasajero como los sofocos. La publicidad, al ofrecer lubricantes y cremas para el cuidado vaginal, alimenta la idea equivocada de que la piel está simplemente «seca» y solo necesita un poco de «cuidado». Sin embargo, muchas de quienes intentan tratar la atrofia vaginal con esas cremas terminan, tarde o temprano, sintiéndose frustradas, porque el dolor durante las relaciones persiste y con frecuencia llega a ser insoportable.

Es importante subrayar que muchas mujeres de 50 o 55 años siguen disfrutando plenamente de una vida sexual intensa con sus parejas. Lo destaco porque no son pocas las que me han confesado que, en otras consultas, les dijeron que a su edad el sexo ya no debería importarles. Y también porque muchas mujeres que, a los 60 años, preguntan cómo pueden conservar su vida sexual, son objeto de burlas o comentarios despectivos.

Podría relatar historias suficientes para llenar toda una velada: la de aquella paciente a quien le sugirieron que, a los 50, ya no debía practicar sexo oral porque eso era cosa de veinteañeras; o la de otra mujer a la que, con 60 años, le dijeron que no tenía sentido seguir manteniendo relaciones. Y prefiero no imaginar cuántas, en pleno siglo XXI, reciben todavía el consejo, durante una consulta médica, de beberse una o dos copas de vino antes del sexo para poder soportar el dolor.

Hoy solo queda llevarse las manos a la cabeza. Sin embargo, no hace tanto —hasta bien entrados los años noventa— este tipo de indicaciones se consideraban perfectamente normales. Lo más inquietante es que, aún hoy, se siguen repitiendo con alarmante frecuencia, sin que nadie las ponga en entredicho.

Tratamiento y prevención de la atrofia vulvovaginal

Hoy sabemos que la atrofia vaginal es una realidad que afecta, tarde o temprano, a casi todas las mujeres. La pregunta que surge entonces es inevitable: ¿se puede hacer algo al respecto? Por el bien de la salud urogenital, para poder disfrutar de una vida sexual plena y para preservar una buena armonía en la intimidad de la pareja, no solo es posible actuar, sino que resulta imprescindible hacerlo.

La primera medida, y la más importante, consiste en tratar la vagina de manera regular y su entrada con una pomada hormonal. Esta pomada contiene estriol, un tipo de estrógeno diseñado para actuar únicamente sobre la mucosa vaginal sin afectar al resto del organismo. Gracias a él, la vagina recupera su vitalidad: vuelve la lubricación, la piel se torna más suave y resistente, el pH retorna a su acidez natural y la flora bacteriana se equilibra. La piel de los labios menores recobra su elasticidad, el escozor desaparece y el dolor durante las relaciones se atenúa de forma notable, hasta el punto de poder llegar a desaparecer (más adelante abordaremos con detalle el tema del sexo después de la menopausia).

Conviene saber que, en muchos casos, es necesario aplicar la pomada incluso cuando ya se están recibiendo estrógenos por otras vías, como el gel transdérmico o las pastillas hormonales. A menudo, el tratamiento sistémico no resulta suficiente, sobre todo cuando la zona vaginal es especialmente sensible.

Además, hoy existe un consenso internacional que respalda el uso de esta pomada de estriol sin reservas, incluso en mujeres que han padecido un tumor hormonodependiente, como el cáncer de mama. La cantidad de estriol que llega realmente al resto del cuerpo es mínima; mucho menor, de hecho, que la cantidad de estrógenos que produce el propio tejido adiposo o la que se ingiere inadvertidamente al consumir carne.

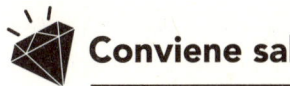 **Conviene saber**

Como recordatorio del capítulo 1: el término «estrógenos» engloba un conjunto de sustancias que comprende tres hormonas distintas: estriol, estradiol y estrona. El estriol es el que desempeña el papel más relevante para la salud vaginal y del tracto urinario, mientras que el estradiol y la estrona resultan más significativos dentro de la terapia hormonal sustitutiva general (tema que abordaremos más adelante).

El estriol se considera el más suave de los estrógenos, pero puede —y debe— emplearse siempre que exista un déficit hormonal, incluso en mujeres que han tenido cáncer de mama.

El tratamiento con estriol sigue siendo necesario, aunque ya se estén tomando otras hormonas, pues con frecuencia la cantidad que alcanza la zona vaginal no es suficiente.

También existe la posibilidad de tratar la vagina mediante un láser de CO_2. Es un procedimiento relativamente indoloro, desarrollado en Estados Unidos, que estimula a las células de las capas más superficiales de la mucosa vaginal para que produzcan más humedad y se dividan con mayor frecuencia. Con ello se activan procesos de regeneración y mejora la circulación sanguínea. El tratamiento se realiza introduciendo una sonda en la vagina, que se irradia por completo con el láser; después se aplica de manera específica en la entrada vaginal.

Se realizan tres sesiones, espaciadas entre cuatro y seis semanas, y tras la primera ya pueden percibirse mejoras. En mi consulta utilizo esta técnica desde 2016, y los resultados han sido sumamente satisfactorios. De hecho, varios estudios confirman que tanto la pomada de estriol como el láser de CO_2 son tratamientos eficaces, y que la combinación de ambos ofrece resultados excepcionales.

Cuando una mujer acude a mi consulta por molestias derivadas de la atrofia vaginal, mi primera recomendación —y la más enfática— es utilizar pomada de estriol de forma constante: todas las noches, sin excepciones, durante tres semanas seguidas. Este uso intensivo permite reconstruir la piel debilitada y reponer los niveles de estriol. Una vez completada esta fase inicial, basta con aplicar la crema tres o cuatro veces por semana para mantener los resultados. La mayoría de las pomadas de estriol disponibles en farmacia incluyen un aplicador de plástico poco práctico. Personalmente no lo recomiendo y, en la mayoría de los casos, aconsejo desecharlo.

En primer lugar, porque rara vez resulta necesario. La crema debe aplicarse sobre todo en la entrada de la vagina, donde se concentran los receptores de estrógeno, y no en lo más profundo. Cuando la zona interna de la vagina requiere hormonas, suele ser tras muchos años de déficit, y en ese caso prefiero indicar supositorios de estrógeno.

En segundo lugar, porque el dichoso aplicador desanima a muchas mujeres a seguir el tratamiento con regularidad. ¿Quién desea tener en su baño un aparato que debe lavarse después de cada uso? Conozco a muchas mujeres que se sienten incómodas con él, pues evoca enfermedad y vejez, y resulta tan poco atractivo como una pomada para hemorroides. En lugar de usarlo, recomiendo aplicar cada noche, con la yema del dedo, una cantidad de crema equivalente al tamaño de una uva. Hay que extenderla con suavidad por la entrada vaginal, la uretra, el periné y los labios menores. Si sobra un poco, también puede aplicarse en el clítoris y en los labios mayores, donde resulta igualmente beneficiosa.

(Tengo pacientes que, por iniciativa propia, se aplican la crema de estriol bajo los ojos para atenuar las arrugas, y lo cierto es que el resultado es sorprendente. Por supuesto, como médica no puedo recomendarlo: se trataría de un uso no indicado. Es decir, la pomada no está aprobada oficialmente para ese fin y, por tanto, no debería recetarse con ese propósito. Pero ya sabemos que, entre el cielo y la tierra, hay espacio para muchas cosas…, como una pequeña nota al margen.)

La pomada de estriol se aplica por la noche, para que actúe mientras dormimos. Aunque es posible mantener relaciones sexuales después de usarla, no funciona como lubricante; por eso aconsejo retirarla con una toallita húmeda si vas a tener relaciones esa misma noche. A muchas mujeres les preocupa que su pareja pueda absorber una cantidad significativa de hormonas femeninas y que esto le cause algún daño a largo plazo. Sin embargo, no existe tal riesgo: si quedan pequeños restos en la vagina y, por ejemplo, se transmiten durante el sexo oral, no representan ningún problema.

En ocasiones, la mucosa vaginal está tan dañada por la falta de estrógenos que no tolera ninguna crema ni pomada, porque cualquier producto provoca escozor. En esos casos recomiendo, en primer lugar, regenerar la piel mediante láser de CO_2 y, después, mantener la salud vaginal con la pomada de estriol. Como el tratamiento con láser de CO_2 todavía no está cubierto por la sanidad pública y cuesta al menos 400 euros por sesión, conviene empezar cuanto antes con la pomada. Las pomadas de estriol —igual que el resto de los preparados hormonales bioidénticos utilizados en terapia de reemplazo— están cubiertas tanto por la sanidad pública como por los seguros privados.

Siempre recomiendo comenzar el tratamiento nocturno con la pomada lo antes posible, pues lo ideal es iniciarlo antes de que aparezcan las primeras molestias. Durante la revisión ginecológica puedo detectar si ya se ha iniciado la carencia de estrógenos y, cuando observo los primeros signos de cambio, aconsejo incorporar la pomada de estriol a la rutina nocturna. En cierto modo, siento que mi labor se parece a la de una dentista: detecto los problemas antes de que se hagan evidentes y considero mi deber advertir a mis pacientes y enseñarles cómo preservar la salud vaginal.

Aunque parezca lo más lógico, este tipo de prevención sigue siendo algo poco habitual en las consultas ginecológicas alemanas. Incluso cuando los médicos detectan indicios tempranos de atrofia, son muy pocos quienes explican a sus pacientes qué es realmente la atrofia vaginal y qué consecuencias puede tener si no se trata o previene a tiempo. La salud vaginal, en este sentido, se encuentra en un nivel similar al de la salud dental en los años cincuenta: por entonces, la gente solo acudía al dentista cuando sentía dolor, no de manera preventiva. Más adelante, en la tercera parte, veremos cómo lograr que tu ginecólogo se convierta, por así decirlo, en un buen dentista.

 En resumen

1. La falta de estrógenos vuelve la piel vaginal fina, frágil y vulnerable.
2. Con el tiempo, este deterioro se agrava y puede provocar dolor durante las relaciones sexuales, escozor, flujo amarillento y picores persistentes.
3. A largo plazo, pueden producirse un estrechamiento de la vagina y desgarros durante el sexo.
4. Se calcula que entre el 70 y el 80 por ciento de las mujeres llegan a padecerlo.
5. El ginecólogo está en condiciones de detectar estos cambios mucho antes de que la mujer los perciba.
6. Un tratamiento constante y prolongado con pomada de estriol puede revertir la situación por completo; en cambio, las cremas hidratantes no ofrecen ningún beneficio real.

Cuando el cauce se desborda: incontinencia urinaria

Perder unas gotas de orina al toser, reír, estornudar, hacer ejercicio o incluso durante el sexo es algo muy frecuente: casi el 50 por ciento de las mujeres en la postmenopausia lo experimentan.[1] A este tipo de incontinencia se la denomina *de esfuerzo* o *por estrés*, porque aparece cuando un aumento repentino de presión —al toser, reír o saltar— sobrecarga la vejiga. Es importante distinguirla de la *incontinencia de urgencia*, que muchas mujeres identifican por haber sufrido alguna vez una infección urinaria intensa: la necesidad de orinar irrumpe de pronto y apenas hay tiempo de llegar al baño antes de que se produzca la pérdida involuntaria. En fases más avanzadas pueden presentarse formas mixtas, que combinan ambos tipos y complican el tratamiento.

Nos centramos primero en la incontinencia de esfuerzo, ya que es la que más suele manifestarse con la llegada de la postmenopausia.[2] Para entender sus causas, hay que tener en cuenta dos problemas distintos que pueden provocar pérdidas de orina: un suelo pélvico debilitado y un cierre deficiente de la uretra debido a la falta de hormonas. Pueden presentarse por separado o al mismo tiempo, con grados variables de gravedad.

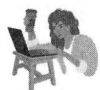 **Para las más curiosas**

La incontinencia de esfuerzo se divide en tres grados:
- Grado 1: se pierde una pequeña cantidad de orina al toser, reír, estornudar o levantar objetos pesados.
- Grado 2: se producen escapes al caminar o levantarse.
- Grado 3: hay pérdidas incluso estando acostada.

Lo más aconsejable es comenzar el tratamiento desde el primer grado, antes de que el problema avance.

Empecemos por el problema que a la mayoría le resulta más familiar: el suelo pélvico; o más bien, su debilitamiento. El suelo pélvico es una especie de hamaca muscular situada, como su nombre indica, en la parte inferior de la pelvis. La vejiga descansa sobre esta capa muscular, y la uretra atraviesa el músculo para salir por encima de la abertura vaginal y por debajo del clítoris.

Estos músculos, conocidos también como músculos de Kegel, son los que se activan cuando se intenta detener el chorro de orina o sujetar un tampón empapado que amenaza con sa-

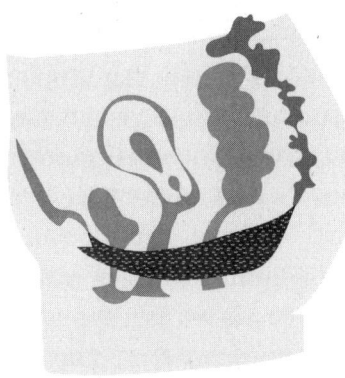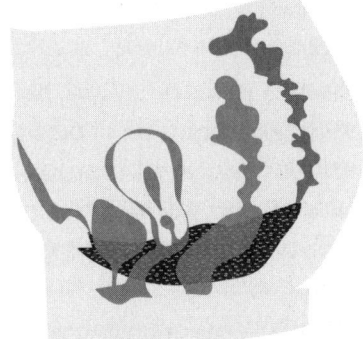

lirse. (Quienes tienen un trabajo de pie en el que no siempre se puede ir al baño saben bien de qué se habla). Cuando está vacía, la vejiga se parece a una pequeña pirámide, y cuando está llena recuerda un poco a un higo muy maduro, que reposa sobre la mesa con una parte más redondeada y otra algo más aplanada. Si el suelo pélvico se daña o se distiende —por ejemplo, durante un parto—, la vejiga puede descender y acabar colgando dentro de la vagina, como si se hundiera en una silla de camping demasiado usada. Si esta debilidad es muy pronunciada, se habla de un prolapso de vejiga, lo que en lenguaje médico se llama cistocele.

Es importante saber que, para que la vejiga funcione correctamente, la uretra debe conservar su inclinación natural y permanecer firmemente sujeta a su lugar. El acto de retener o liberar la orina se basa en una coordinación muy precisa entre los músculos de la vejiga, los esfínteres de la uretra y los nervios implicados. Mientras este mecanismo se mantenga estable, la uretra permanece cerrada y no hay problemas. Pero cuando los músculos del suelo pélvico y las estructuras de soporte de la uretra se debilitan, por diversos factores, la uretra se vuelve hipomóvil. Dicho de otro modo: al hacer presión, la uretra se desplaza hacia abajo y cambia de ángulo. Entonces, todo el sistema empieza a fallar, ya que la uretra no está en la posición adecuada y no consigue cerrarse del todo.

¿Y cómo se produce ese daño en el suelo pélvico y en los tejidos que sostienen la uretra? Una de las causas más comunes es la maternidad. El peso del bebé, una fase de expulsión prolongada durante el parto o el uso de instrumentos como la ventosa pueden sobrecargar y distender la musculatura pélvica. Sin embargo, incluso tras partos sencillos o con bebés pequeños pueden aparecer problemas de incontinencia si el tejido conectivo ya era débil. Y no solo influyen los partos vaginales, los embarazos que terminan en cesárea pueden dejar como secuela un suelo pélvico debilitado. Hasta qué punto se debe al aumento de peso propio del embarazo o a una predisposición del tejido conectivo es algo que varía en cada mujer.

Con el paso de los años, el exceso de peso puede intensificar la debilidad del suelo pélvico y, en consecuencia, la incontinencia. Cargar objetos pesados de manera habitual también favorece la aparición de un prolapso; por eso suelo llamar al prolapso de vejiga *la enfermedad de la mujer trabajadora*: son precisamente quienes cargan peso, se esfuerzan día tras día y rara vez piden ayuda quienes desarrollan un cistocele con mayor frecuencia.

Además, la falta de estrógenos contribuye a esa debilidad. Esta hormona es esencial para la formación de colágeno, que da firmeza a todas las estructuras que dependen de él, como la piel y el tejido conectivo. Y dado que todos los músculos están rodeados y sostenidos por tejido conectivo, los del suelo pélvico también se ven afectados cuando hay un déficit prolongado de estrógenos.

Lo que muchas personas desconocen es que, si la uretra carece de estrógenos, pueden aparecer problemas de continencia incluso cuando el suelo pélvico está en perfecto estado. Para comprenderlo, conviene recordar que tanto la parte inferior de la vagina como la propia uretra poseen una gran cantidad de receptores hormonales, en particular receptores de estrógeno. La pared de la vejiga urinaria también está dotada de estos receptores.

Cuando los niveles hormonales descienden, todas estas estructuras se ven afectadas y se pierde parte del control sobre su funcionamiento.

En esencia, lo que sucede es que el anillo muscular de la uretra —el que mantiene cerrada la vejiga de forma continua y solo se relaja para orinar— se debilita debido a la carencia hormonal. Este debilitamiento, que también afecta a muchos otros músculos del cuerpo, hace que la uretra ya no soporte bien la presión que se genera al toser, estornudar o cargar peso, por lo que se producen pequeñas fugas de orina que te empapan la ropa interior.

 Conviene saber

La incontinencia de esfuerzo —es decir, la pérdida de pequeñas cantidades de orina al reír, toser o estornudar— puede deberse a un suelo pélvico debilitado, pero con la misma frecuencia se origina por una carencia hormonal en la zona vaginal. La uretra, al igual que la vagina, necesita estrógenos para funcionar de manera adecuada. En muchos casos, la causa principal de esta incontinencia no es la debilidad muscular, sino un cierre uretral insuficiente provocado por el déficit de estrógenos.

También existe la llamada incontinencia de urgencia. En este caso, la vejiga se convierte temporalmente en una tirana caprichosa, semejante al Emperador Palpatine de *La guerra de las galaxias*. Apenas empieza a llenarse, la vejiga lanza la orden sin contemplaciones: «¡Al baño, ahora mismo!». Y, antes de que puedas reaccionar, en cuestión de segundos, ya se ha producido la fuga.

Las mujeres que sufren este problema saben dónde está el baño más cercano en todo momento, y evitan beber demasiados líquidos, sobre todo si tienen planes, como salir de compras o dar un paseo. Los viajes y las excursiones largas, en los que no hay un baño disponible, se vuelven para ellas especialmente difíciles. La incontinencia de urgencia no es ningún asunto menor: puede llegar a condicionar tanto la vida cotidiana que, con el tiempo, conduzca al aislamiento social.

En los últimos años, la medicina ha avanzado de manera notable en cuanto al conocimiento de este tipo de incontinencia. Durante mucho tiempo se desconocía por qué la vejiga actuaba por su cuenta, sin importarle si había un baño cerca o si el momento era totalmente inapropiado. Se pensaba que se debía a fallos en la transmisión de los impulsos nerviosos o a una hiperactividad del músculo detrusor.

Hoy sabemos que el revestimiento interno de la vejiga —el urotelio— no es solo una capa de células simpáticas que retienen la orina, sino una compleja red capaz de comunicarse con las neuronas.[3, 4] El urotelio es, en cierto modo, «inteligente»: responde ante estímulos excesivos, ya sean mecánicos (cuando envía la señal de «estamos demasiado llenos aquí dentro») o químicos e irritativos (como la presencia de una colonia bacteriana demasiado activa), y transmite esas señales al sistema nervioso de la vejiga, lo que puede provocar contracciones del músculo detrusor.

Históricamente, se pensaba que la orina era estéril, es decir, que estaba prácticamente libre de bacterias. Pero gracias a las nuevas técnicas de secuenciación genética, se han descubierto formas de vida que antes pasaban inadvertidas en los análisis convencionales de orina. Así se ha comprobado que dentro de la vejiga pueden vivir, en armonía, comunidades enteras de bacterias similares al plancton —como en el mundo de Bob Esponja—,[5] y que una alteración de esta microflora puede influir en las infecciones urinarias o en la tendencia de la vejiga a contraerse por su cuenta.[6, 7]

 ## Para las más curiosas

Algunas mujeres padecen lo que se conoce como síndrome de vejiga hiperactiva (OAB, por sus siglas en inglés). Orinar hasta siete veces al día se considera normal; sin embargo, quienes sufren este síndrome sienten la necesidad de hacerlo con mucha más frecuencia, a veces cada hora o incluso varias veces en el mismo intervalo. El síndrome OAB puede presentarse acompañado de incontinencia, aunque no siempre es así. Se sospecha que, en muchos casos, la causa está relacionada con una hipersensibilidad del urotelio.

Cuando una infección persistente o un desequilibrio en el ecosistema microbiano de la vejiga irritan de manera constante el urotelio —es decir, la capa interna de sus paredes—, aumenta la probabilidad de que aparezca incontinencia de urgencia.

Hoy también sabemos que la flora de la vejiga está vinculada a la flora vaginal. Esto ocurre, por ejemplo, cuando los lactobacilos —nuestras bacterias protectoras en la vagina— se encuentran en minoría. Estos mismos lactobacilos forman parte, al parecer, del hábitat natural de la vejiga.[8] Y a su vez, la flora vaginal se mantiene sana cuando hay un nivel adecuado de estrógenos. Con el tiempo, la medicina llegará sin duda a una comprensión más completa y precisa del ecosistema bacteriano propio de la vejiga, un elemento que, con toda probabilidad, desempeña un papel fundamental en la incontinencia de urgencia.[9]

 ## Conviene saber

Existen distintas formas de incontinencia. Algunas mujeres solo sufren pérdidas de orina al levantarse o al agacharse; otras, solo por la noche o durante el sexo (aunque en muchos estudios no se ha distinguido con claridad este fenómeno de la enigmática eyaculación femenina). Muchas mujeres experimentan esa eyaculación por primera vez a partir de la mediana edad y la confunden con orina. ¿Lo es? No siempre es posible saberlo con certeza, pero de algo sí estoy convencida: ¡el buen sexo siempre deja huella!

Muchas mujeres sufren de una forma mixta de incontinencia que suele comenzar como una incontinencia de esfuerzo y, con el tiempo, se combina con episodios de urgencia, dando lugar a una forma más compleja que requiere un abordaje desde distintos ángulos para poder controlarse de manera eficaz.

Uno de los mayores problemas en torno a la incontinencia es el estigma y la vergüenza que despierta. Muchas mujeres prefieren guardar silencio, convencidas de que no hay nada que pueda hacerse o pensando que es «normal» empezar a tener escapes de orina a medida que pasan los años. Pero la verdad es que existen soluciones.

El tratamiento adecuado depende siempre de la causa principal. Por ejemplo, los ejercicios para fortalecer el suelo pélvico son eficaces únicamente cuando la debilidad muscular es el origen del problema. Según mi experiencia, este es uno de los errores más comunes: muchas mujeres creen que, si sufren pérdidas de orina, es porque no practicaron con la disciplina necesaria los ejercicios de Kegel después del parto. ¡Qué rápido aprendemos las mujeres a culparnos sin motivo alguno!

Conviene saber que el ginecólogo generalista, en muchos casos, no posee la preparación suficiente para resolver todos los problemas de incontinencia. Aunque durante su formación se aborde el tema, alcanzar una verdadera especialización exige un aprendizaje más profundo; algo semejante a una esteticista que, además de su base, ha completado estudios en técnicas avanzadas. Por esta razón, lo más adecuado es acudir a un urólogo o a una uroginecóloga, pues ellos son los auténticos expertos cuando se trata de cuestiones relacionadas con la orina. Son quienes pueden realizar las pruebas necesarias para descubrir el origen del problema y prescribir medicamentos u otros tratamientos, como la fisioterapia dirigida al fortalecimiento del suelo pélvico.

A este respecto, quiero hacerte una recomendación esencial: busca a una fisioterapeuta o a un fisioterapeuta especializado en suelo pélvico. Esa persona se convertirá en tu aliada o tu aliado en el proceso de recuperación de la musculatura. Su formación es profunda y rigurosa, y muchos de estos especialistas ofrecen además cursos en línea. Por ello, merece la pena invertir tiempo en buscar en internet a profesionales acreditados. Existen, además, otras opciones terapéuticas. Cuando parte del problema de continencia se debe a un déficit de estriol, aplicar la crema de manera constante puede resultar muy beneficioso. Muchas mujeres experimentan primero una atrofia vaginal y solo con el paso de los años aparece la incontinencia; por ello, la crema de estriol actúa de forma simultánea sobre ambas afecciones. Tal como mencionamos en el capítulo anterior, esta crema también puede ser recetada por tu ginecólogo habitual.

También existen intervenciones quirúrgicas para tratar la incontinencia de esfuerzo, como la colocación de una banda suburetral. Si esta opción puede ser adecuada en tu caso, será tu uroginecólogo quien lo valore contigo con detalle. Sin embargo, conviene ser prudente ante cualquier cirugía, en especial aquellas que se limitan a recolocar las estructuras del suelo pélvico, pues no son operaciones diseñadas para la incontinencia. Su finalidad es corregir prolapsos severos de la vejiga o incluso del recto.

En Alemania, un tratamiento relativamente reciente es la terapia BTL Emsella. Consiste en sentarse en una silla que aplica estimulación electromiostática (EMS, ampliamente estudiada en ese país). Esta técnica provoca contracciones musculares gracias a impulsos electromagnéticos a una frecuencia asombrosa que nunca podrías conseguir por cuenta propia: ¡hasta 11 000 contracciones de Kegel por minuto! Ni Jessica

Jones, la heroína más poderosa de Marvel, podría alcanzar algo semejante.

Sin embargo, hay algo que sí puedes hacer para recuperar el control sobre tu suelo pélvico: adquirir los llamados conos vaginales. Se trata de pequeñas pesas que se introducen en la vagina y presentan una superficie muy lisa. El ejercicio consiste en intentar retenerlas en el interior; una vez que logras mantener un cono sin que se desplace, avanzas al siguiente, que tiene mayor peso. Tienen una gran ventaja: se consiguen con facilidad en cualquier droguería y ofrecen una respuesta inmediata, una forma de autocontrol que permite comprobar en ese instante la fuerza de la musculatura. Por ello resultan sumamente útiles para aumentar la conciencia y el dominio sobre el propio suelo pélvico.

Lo que en mi opinión no necesitas en absoluto son las bolas chinas. Estas son esferas, a menudo del tamaño de una pelota de golf, que se supone que debes introducirte. Pero desde el punto de vista fisioterapéutico no tienen sentido, ya que la bola no requiere contracción para mantenerse dentro de la vagina y la musculatura del suelo pélvico no se activa ni se estimula de ninguna manera con ellas.

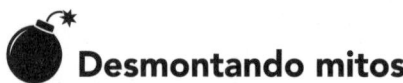

Desmontando mitos

Las bolas chinas no ayudan contra la incontinencia ni la debilidad del suelo pélvico: ¡no las uses para eso!

Si sientes que tienes algunos kilos de más, perder peso siempre es beneficioso. Está comprobado que con solo reducir entre un 3 y un 5 por ciento del peso corporal, la incontinencia de esfuerzo puede disminuir hasta un 50 por ciento.[10]

Quienes padecen incontinencia de urgencia pueden beneficiarse, al menos en parte, del tratamiento vaginal con estriol, aunque este por sí solo no resulta suficiente. En determinados casos es necesario recurrir a comprimidos para controlar la vejiga o para restablecer el equilibrio de la flora vesical. El tratamiento con Bótox ocupa ya un lugar consolidado en la práctica de la uroginecología, y no sin motivo, ya que existen muy pocas alternativas que resulten a la vez tan eficaces y tan inocuas como la toxina botulínica. Llegados a este punto, es importante dejar atrás los prejuicios asociados al notorio «veneno» y confiar en los avances de la medicina.

El tratamiento de la incontinencia mixta suele plantearse por etapas y de manera individualizada. En ocasiones es necesario llevar un registro minucioso de las micciones, anotando tanto la cantidad de líquidos ingeridos como los hábitos de consumo. En otras circunstancias conviene intervenir sobre factores como el peso corporal o la conciencia del propio suelo pélvico, con el fin de recuperar el control muscular. En resumen, tanto la incontinencia de urgencia como la incontinencia mixta requieren un enfoque multidisciplinar en el que colaboren la uroginecóloga, la uróloga y la fisioterapeuta.

Cualquiera que sea la circunstancia, es fundamental no dejar de luchar por recuperar el control de la incontinencia, sin importar el tratamiento que se necesite. Muchas mujeres se rinden demasiado pronto; aceptan con resignación lo que creen que es un destino inevitable y se conforman con una vida como usuarias permanentes de TENA Lady. Pero no tiene por qué ser así. Tu salud merece toda tu entrega, y solo después de haber intentado cada opción posible podrás decidir que no hay más por hacer. La incontinencia hace que muchas mujeres sientan que envejecen antes de tiempo y, junto con la demencia, es una de las principales razones por las que tantas acaban en residencias. Esos lugares están llenos de mujeres que nunca hallaron una alternativa o que aceptaron en silencio su problema sin pedir ayuda. Tú, en cambio, eres una mujer moderna e inteligente, y eso te pone un paso por delante: la segunda mitad de tu vida es demasiado valiosa como para vivirla con incontinencia. Y, seamos sinceras, nos sentimos mejor con unas braguitas de encaje elegante que con la ropa interior de TENA Lady, ¿no te parece?

 ## En resumen

1. Se estima que cerca del 50 por ciento de las mujeres postmenopáusicas padecen incontinencia de esfuerzo a causa del déficit hormonal; es decir, experimentan pérdidas de orina al toser, reír o estornudar.
2. La debilidad del suelo pélvico puede agravar este problema.
3. La incontinencia de esfuerzo no debe confundirse con la incontinencia de urgencia, también llamada deseo imperioso de orinar: en estos casos, cuando surge la urgencia apenas quedan unos segundos para llegar al baño antes de que se produzca la pérdida. Suele originarse por una irritación crónica de la vejiga, con frecuencia relacionada con bacterias.
4. La incontinencia mixta combina ambas formas; como suele decirse, «piojos y pulgas» al mismo tiempo.
5. Ninguna de estas condiciones debe aceptarse como algo inevitable; lo mejor es buscar tratamiento cuanto antes.

Sexo, mentiras y menopausia:[*] ¿cerrado por reformas?

Pasemos a un tema que muchas quizá crean inexistente: el sexo en la mediana edad. En nuestra sociedad, el deseo y el placer parecen pertenecer únicamente a los cuerpos jóvenes y atléticos. En mi consulta, muchas adolescentes se quedan boquiabiertas cuando se enteran de que nosotras, las «mayores»,

---

[*] Referencia a *Sexo, mentiras y cintas de vídeo*, película de 1989. *(N. de la T.)*

estamos viviendo y gozando plenamente nuestra vida sexual. Como si el sexo desapareciera en cuanto una pasa los 50 y le salen los primeros pelos grises en el pubis. ¡Por favor! Fuimos nosotras quienes inventamos el sexo en el asiento trasero del coche o después de las fiestas estudiantiles en los ochenta, y ahora, con los años, lo hemos perfeccionado. Ni soñarlo: no pensamos renunciar a él.

Pero, dime, ¿qué ocurre en realidad cuando llega la última menstruación y compras un paquete de tampones por última vez? Se escucha hablar de un deseo que fluctúa, de una libido que se apaga poco a poco, pero también de pasiones desbordadas, de hombres que enfrentan problemas eréctiles y de matrimonios donde el sexo parece haberse extinguido. ¿Dónde están los datos fiables? ¿Quién puede ofrecer respuestas verdaderas?

Existen numerosos estudios sobre la sexualidad en la edad adulta, pero sus resultados son sorprendentemente dispares. Algunos se centran en mujeres de entre 45 y 55 años, lo que alimenta la idea equivocada de que mantener una vida sexual a edades más avanzadas es algo excepcional. Otros, en cambio, investigan a personas de entre 58 y 80 años, e incluso a quienes viven en residencias de ancianos. Al adentrarme en este tema, también percibí que los estudios reflejan profundas diferencias culturales, tanto en sus conclusiones como en la manera de plantear las preguntas. Por ello resulta difícil comparar investigaciones internacionales, sobre todo cuando provienen de sociedades en las que la sexualidad todavía se vive con pudor y recelo. Por ejemplo, un grupo de investigación indio formula sus preguntas de un modo muy distinto al de un grupo francés. Y las respuestas son tan variadas como la propia experiencia humana. Según un estudio realizado en China, para muchas mujeres de ese país la pérdida del deseo sexual se entiende como una consecuencia inevitable de la menopausia, hasta el punto de que llegarían a aceptar sin objeciones un divorcio derivado de esa situación.[11]

La respuesta breve a la pregunta sobre lo que te aguarda es simple: depende. La explicación más completa, en cambio, requiere un análisis detenido, que desarrollaremos a continuación.

Nuestra vida sexual en la mediana edad parece estar determinada por tres factores clave:

1. Nuestro estado de salud, en muchos casos, el de nuestra pareja.
2. La actitud que hemos tenido hacia el sexo durante la juventud y la madurez.
3. Y el equilibrio hormonal que se establece después de la menopausia.

El primer dato no resulta sorprendente si se reflexiona con calma: quienes padecen enfermedades crónicas suelen tener una vida sexual menos activa que quienes no enfrentan artrosis, diabetes ni hipertensión. A esta condición se suman la depresión, la incontinencia, el dolor persistente y una tensión emocional difícil de controlar. Según otro estudio, en la vejez, quienes atraviesan dificultades económicas muestran un menor interés por el sexo que aquellos que cuentan con una pensión estable y seguridad financiera.

Otro factor decisivo que marca nuestra vida sexual después de la menopausia es la relación que habíamos establecido con el sexo antes de llegar a esa etapa. Quien ha vivido el sexo como una obligación, resulta natural que sea lo primero en abandonarse ante la aparición de problemas de salud propios o de la pareja.[12]

También resulta comprensible que la actividad sexual disminuya tanto en hombres como en mujeres a partir de los 50 años, aunque esta tendencia se manifiesta con mayor intensidad en las mujeres. En muchos casos influye el hecho de que una parte considerable ha enviudado, pues la esperanza de vida de los hombres sigue siendo más breve. A esto se suma que muchas mujeres sienten dolor durante el acto sexual debido al adelgazamiento de la mucosa vaginal.

En lo que respecta a la postmenopausia, se ha comprobado que las mujeres con un nivel educativo más alto suelen mostrarse más abiertas y receptivas ante las insinuaciones sexuales.[13] Del mismo modo, se aprecia una relación clara entre el disfrute de la vida sexual y la presencia activa de las mujeres en el ámbito laboral.[14]

Mentira sexual n.° 1: Las mujeres mayores de 50 ya no quieren tener sexo y están encantadas de que «se haya terminado».

Un estudio llevado a cabo en Francia ofreció hallazgos significativos sobre las actitudes de mujeres en perimenopausia y postmenopausia frente a la sexualidad. Los resultados mostraron que muchas de ellas, incluso después de los 50 años, mantenían relaciones sexuales con la misma frecuencia que antes y, además, recurrían a un repertorio más amplio que el sexo con penetración. No obstante, cuando se les preguntó si una abstinencia de tres meses pondría en riesgo la relación, las mujeres menores de 50 años respondieron afirmativamente.[15] También lo hicieron aquellas mayores de 50 que seguían un tratamiento hormonal. En cambio, entre las mayores de 50 que no recurrían a hormonas, la mayoría consideró que tres meses sin intimidad no suponían motivo de preocupación para su relación.

Todo apunta a que el nivel hormonal influye de manera decisiva en la importancia que se le otorga al sexo. Diversos estudios han confirmado que la terapia hormonal ejerce un efecto positivo en la vida sexual de las mujeres postmenopáusicas.[16]

Mentira sexual n.° 2: Las personas mayores ya no se tocan.

Según un estudio realizado en Australia, la sexualidad de las mujeres persiste después de la menopausia, a pesar de los cambios que conlleva esta etapa. No se trata de un estado fijo ni inmutable. No es un dilema entre ser completamente asexual o convertirse en una «mujer seductora» en la vejez; todo depende, en gran medida, de las circunstancias: de la salud de la relación de pareja, de cómo se percibe una misma, de si se atraviesa una ruptura o se vive un nuevo enamoramiento… Todo ello deja huella. También influye la forma en que se defina el sexo. Muchas encuestas solo reconocen el acto con penetración como tal. Cuando eso no resulta posible —porque a ella le causa dolor o porque él no logra mantener la erección—, demasiadas personas interpretan la situación como un «fracaso sexual». Y esa idea es, sin duda, errónea.

En numerosas encuestas, muchas mujeres de edad avanzada han confesado que disfrutan de la masturbación o del sexo oral incluso después de haber superado los 70 años.[17] Uno de los mayores obstáculos sigue siendo la educación sexual rígida y represiva que marcó generaciones anteriores. Aún hoy, hablar de la vida sexual provoca incomodidad, incluso entre amigas; lo noto a menudo en mi consulta, donde muchas pacientes no encuentran con quién tratar este tema. Con frecuencia, sus conocidas aseguran que no tienen problemas sexuales o que el sexo ha dejado de interesarles, y afirman sentirse conformes con ello. Sin embargo, la mayoría desea contar con más información sobre la sexualidad en la madurez y siente que ni la medicina ni la sociedad les brindan el apoyo que tanto necesitan.

Sabemos que la sexualidad desempeña un papel esencial en la salud genital: cuanto más se practica, más suave, húmedo y bien irrigado se mantiene todo. En lo que atañe a la vagina, se cumple aquella antigua advertencia: úsala o piérdela. Quienes mantienen una vida sexual activa suelen sufrir muchos menos problemas vaginales y experimentan una conexión más profunda con su propio cuerpo.

Me entristece escuchar a una paciente de 53 años decirme que el sexo ya no tiene importancia en su vida. A menudo se las ve apagadas, con la vitalidad menguada, como si hubieran aceptado la renuncia sin esperanza. A todas ellas quisiera enviarles un hada madrina… o quizá un genio vigoroso, de sonrisa radiante y abdominales esculpidos, capaz de concederles todos y cada uno de sus deseos. Lo esencial es que algo les devuelva la luz, y haga renacer en ellas esa chispa que las haga sentirse vivas.

Mentira sexual n.° 3: El sexo es como montar en bici… incluso después de los 50.

¿Qué puedes hacer, entonces, para mantener vivo el deseo y la vida sexual? Además de una terapia hormonal adecuada —tema del que hablaremos más adelante— y de un estilo de vida saludable, lo más importante es no abandonar la práctica sexual. Ya sea con tu pareja, con un amante o contigo misma, lo esencial es mantener el cuerpo y los sentidos despiertos. En mi consulta, la mayoría de las charlas sobre juguetes eróticos las mantengo precisamente con mujeres de más edad.

Estoy convencida de que un vibrador debería formar parte de cualquier hogar bien provisto, y más aún si se desea conservar el placer de una vida sexual plena. ¡El mundo de los juguetes eróticos ha evolucionado de manera asombrosa desde los años ochenta! Han quedado atrás aquellos penes de goma color carne, cubiertos de venas exageradas y glandes desproporcionados —¿de verdad alguien los encontraba atractivos?—. Los modelos actuales ofrecen superficies suaves, vibraciones delicadas e incluso funciones de succión en el clítoris… auténticas maravillas. También existen versiones más pequeñas, de menor grosor, que recomiendo a muchas mujeres después de la menopausia, sobre todo a quienes desean retomar su vida sexual tras una pausa prolongada. Primero conviene hacer estos «ensayos en solitario» en casa, antes de embarcarse en una nueva aventura con otra persona.

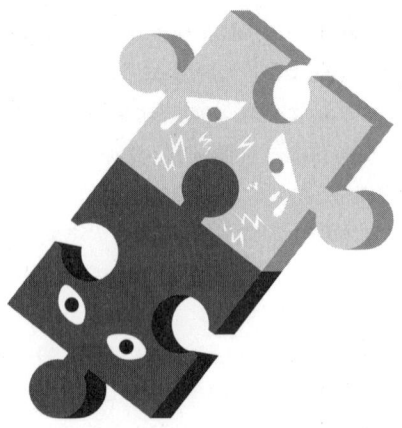

Muchas mujeres que vuelven a tener relaciones sexuales después de un largo tiempo sin actividad —todas hemos escuchado esa frase de que «el sexo es como montar en bicicleta: nunca se olvida»— se sorprenden, e incluso se sienten desanimadas, al descubrir que el encuentro puede resultar doloroso. Esto es algo frecuente, sobre todo cuando la vagina ha pasado años sin recibir estrógenos. Con el tiempo, suele producirse una atrofia progresiva de los tejidos y, además, la entrada puede haberse estrechado.

Del mismo modo en que nadie le pediría a alguien que ha pasado años en una silla de ruedas que recorra sin pausa todos los pasillos de IKEA, tampoco sería justo esperar que la vagina responda con total normalidad después de un largo periodo de inactividad. A veces la experiencia puede ser placentera, pero otras resulta incómoda e incluso frustrante.

 ## Conviene saber

Quienes atraviesan varios años de postmenopausia pueden llevarse una sorpresa amarga al intentar retomar su vida sexual tras un largo periodo de abstinencia: la mucosa vaginal, demasiado fina, puede causar un dolor intenso.

El uso diario de una crema con estriol suele ofrecer resultados al cabo de unas tres semanas, por lo que resulta esencial acudir al ginecólogo con la debida antelación.
Será él o ella quien te ayude a preparar tu vagina para ese
ansiado regreso.

Para recuperar una vida sexual plena, es fundamental contar
con una preparación adecuada, información clara y un cuidado atento. Antes de dar ese paso, resulta conveniente hablar
con el ginecólogo y seguir sus indicaciones. Según tu caso, podría recomendarte aplicar una crema con estriol durante dos o
tres semanas, para que tu cuerpo esté listo y receptivo cuando
llegue ese reencuentro íntimo con una nueva pareja.

También se recomienda realizar tres sesiones con el láser vaginal de CO_2 —mencionado ya en la sección anterior— para
favorecer la regeneración de la mucosa y devolverle hidratación y elasticidad. Estudios recientes confirman que la crema
de estriol combate con eficacia la atrofia, mientras que el láser
contribuye a restaurar la suavidad y la humedad de los tejidos.
Una vez completado el tratamiento, el dormitorio deja de ser
una zona prohibida: la pareja vuelve a conectar sexualmente,
con una mujer que ha recuperado algo vital para su bienestar.

Pero ¿qué sucede cuando el problema no es la sequedad
ni la mucosa, sino la sensación de que la vagina ha perdido
firmeza y ya no «abraza» el pene como antes, haciendo que el
contacto se perciba con menor intensidad durante la penetración? La laxitud vaginal sigue siendo un tema apenas tratado
en el ámbito médico. Con los años y la reducción de estrógenos, la vagina puede ir perdiendo firmeza y elasticidad, algo
que suele notarse tanto para quien lo experimenta como para
su pareja. Este fenómeno ha propiciado la aparición de un
mercado lleno de tratamientos dudosos que aseguran devolver
firmeza a la zona íntima: desde huevos de jade hasta elixires
con veneno de avispa o, incluso, la insólita recomendación de
usar pasta de dientes. Lo he escuchado todo.

Existen recursos que pueden aliviar, al menos en parte, la sensación de laxitud vaginal: desde el fortalecimiento del suelo pélvico hasta ciertas prácticas de yoga centradas en esa zona o el pilates, por mencionar algunas. También pueden ser de ayuda tratamientos como el láser de CO_2 o la radiofrecuencia. Sin embargo, existe una alternativa mucho más sencilla y al alcance de todos: el uso de un anillo para el pene. Con el paso de los años, la calidad de la erección suele disminuir; este discreto accesorio permite mantener una mayor cantidad de sangre en el pene, aumentando ligeramente su grosor y haciendo que las sensaciones se intensifiquen tanto para él como para su pareja.

Quizá, al leer todo esto, parezca que para disfrutar de una buena vida sexual después de los 50 hace falta un fisioterapeuta, una farmacia y una tienda erótica. Pero el esfuerzo vale la pena: por tu bienestar emocional, por tu relación de pareja y por esa sensación de vitalidad que renace. Mientras nosotras recurrimos a cremas hormonales, fortalecemos el suelo pélvico y mantenemos vivo el deseo con la ayuda de juguetes sexuales, ellos también pueden aportar lo suyo con un sencillo anillo. Al fin y al cabo, el sexo y la intimidad son cosa de dos. Y, como bien dijo Beyoncé, si te gusta… ponle un anillo.

 En resumen

1. La sexualidad está lejos de ser un privilegio reservado a la juventud: el sexo alimenta la vitalidad y aporta grandes beneficios para la salud.

2. Las personas mayores disfrutan de relaciones sexuales con mucha más frecuencia de lo que suele imaginarse.

3. Después de un largo tiempo de abstinencia, una preparación adecuada puede ser la clave para que el reencuentro con la intimidad sea placentero y no doloroso;

por ejemplo, mediante el uso de crema con estriol, ejercicios con un consolador o la ayuda de un anillo para el pene.

No quiero marcha, marcha:* dolores articulares

Si bien hay tratamientos para los signos visibles del envejecimiento, sentirnos viejas por dentro es otra historia, mucho más compleja y difícil de afrontar. Pocas cosas hacen sentir más el paso del tiempo que convivir con un cuerpo que duele desde que amanece hasta que cae la noche. Cuando las articulaciones protestan con cada movimiento y al subir las escaleras se escucha en ellas un crujido —como si cada peldaño aplastara un puñado de palomitas—, es imposible no detenerse a pensar.

El dolor crónico, junto con las molestias musculares y articulares, constituye un problema importante que, sin embargo, suele pasar desapercibido o no recibe la atención que merece.[18] Son muchas las mujeres que no acuden al ginecólogo, sencillamente porque no imaginan que puedan estar ante un síntoma característico del climaterio.[†] Sin embargo, la artralgia es parte del síndrome menopáusico y, en un 21 por ciento de los casos, puede convertirse incluso en el síntoma principal, por encima de los sofocos que tantas mujeres experimentan durante esta etapa.[19]

Además, esos dolores se ven intensificados por la falta de sueño, los cambios de humor y los sofocos.

---

* Referencia a la famosa canción «I Like To Move It» del cantante Reel 2 Real de 1994. *(N. de la T.)*

† También llamado síndrome climatérico, es un conjunto de síntomas físicos y psicológicos que experimentan las mujeres durante la transición a la menopausia. *(N. de la T.)*

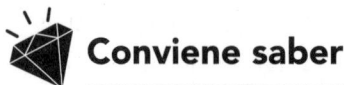

Conviene saber

Para muchas mujeres, el síntoma predominante de la menopausia no son los sofocos, sino los dolores musculares y articulares.

La relación entre la menopausia y los dolores musculares y articulares puede entenderse de la siguiente manera: los receptores de estrógeno se hallan prácticamente en todo el cuerpo y, por ello, también abundan en las articulaciones, los ligamentos, los cartílagos y los huesos. Se ha comprobado, además, que el cartílago adquiere mayor firmeza y resistencia bajo la influencia de esta hormona.

Además, el estrógeno posee ciertas cualidades antiinflamatorias y modera de forma sutil la actividad del sistema inmunitario. De ahí que, durante el embarazo, circule en grandes cantidades por el organismo, pues para el cuerpo materno un bebé constituye un tejido «extraño». También existen receptores de estrógeno en todo el sistema nervioso, y se sabe que su presencia disminuye la sensibilidad al dolor. Tal vez por eso se comprende, al fin, por qué algunos hombres parecen a punto de llamar a urgencias ante la más leve incomodidad.

Las mujeres que han sufrido cáncer de mama y deben tomar fármacos especiales para bloquear la producción de estrógenos —los llamados inhibidores de la aromatasa— suelen relatar dolores óseos que, en ocasiones, resultan insoportables. Son tan intensos que muchas deciden suspender el tratamiento por cuenta propia, aun sabiendo que con ello aumentan las posibilidades de que el cáncer regrese. Quien ha atravesado una experiencia así no toma una decisión de ese calibre a la ligera. Pero cuando se vive sin calidad de vida… no me atrevería jamás a juzgar a ninguna paciente por ello. Un diagnóstico igual de frecuente en la transición perimenopáusica es la fibromialgia, que provoca dolores difusos en el cuello, los hombros, la espalda y la pelvis. Por lo general, quienes la padecen duermen mal y, aun cuando logran descansar, se sienten agotadas al levantarse. A menudo también aparecen otros síntomas asociados, como migrañas, menstruaciones dolorosas o problemas de memoria.

La fibromialgia es lo que se llama un diagnóstico de exclusión, lo que significa que no existen pruebas específicas —radiografías u otros exámenes— capaces de diagnosticarla. Las personas afectadas deberían acudir a un especialista, porque los dolores articulares deben tomarse muy en serio.

Existen, además, otras enfermedades articulares que acechan a muchas mujeres y que conviene detectar cuanto antes. Entre ellas destacan la artrosis y la artritis: dos males que comienzan con la letra A y cuyo nombre suena parecido, razón por la cual suelen confundirse con facilidad, incluso entre algunos médicos.

La artrosis es la enfermedad articular más frecuente. A lo largo de la vida, entre un 25 y un 49 por ciento de las mujeres llega a padecerla.[20] Esta afección provoca un desgaste continuo en las articulaciones: el cartílago que debería protegerlas se pierde poco a poco hasta desaparecer, y entonces las superficies óseas terminan rozando entre sí. Las mujeres pierden cartílago a un ritmo cuatro veces mayor que los hombres.[21] Las rodillas suelen ser las más afectadas, aunque la cadera y las manos también se ven comprometidas. Aún no se sabe con exactitud qué desencadena la artrosis, pero se ha comprobado que los estrógenos ejercen cierto efecto protector, en parte porque el cartílago —al igual que muchas otras estructuras del cuerpo femenino— posee receptores sensibles a estas hormonas.

En un experimento con animales se comprobó que las ratonas a las que se les extirparon los ovarios desarrollaron artrosis en las rodillas o se agravó la que ya padecían.[22] Las personas que sufren esta enfermedad necesitan cuidados específicos y, sobre todo, mantenerse físicamente activas. Antes se creía que era mejor evitar el uso de las articulaciones afectadas, pero hoy se sabe que el movimiento es esencial para preservar la movilidad. No existen medicamentos ni remedios herbales que ofrezcan una eficacia real contra la artrosis. Lo que sí está demostrado es que los estrógenos influyen en su aparición, tal y como lo demostró el gran estudio hormonal de la Women's Health Initiative (WHI).[23]

La otra gran enfermedad articular que comienza con la letra A es la artritis, conocida sobre todo como artritis reumatoide —abreviada AR— o, de manera más coloquial, reuma. Se trata de la forma clásica de enfermedad articular inflamatoria, de origen autoinmune, que afecta a las mujeres en una proporción tres veces mayor que a los hombres. Suele manifestarse entre los 35 y los 55 años, coincidiendo muy a menudo con los primeros síntomas perimenopáusicos.[24, 25] Se considera que intervienen numerosos factores genéticos en su desarrollo, pero, como ocurre con muchas otras enfermedades reumáticas, todavía persisten muchas incógnitas en torno a la AR. Lo esencial es lograr un diagnóstico precoz para evitar daños articulares.

En resumen, los dolores musculares y articulares son comunes en mujeres y pueden aparecer o intensificarse durante la transición perimenopáusica. Aunque las asociaciones médicas aún no han establecido recomendaciones claras para el uso exclusivo de terapia hormonal sustitutiva en el tratamiento del dolor articular durante esta etapa, personalmente considero que vale la pena intentarlo, especialmente porque el dolor afecta significativamente la calidad de vida. Por ello, cuando surgen los primeros síntomas, yo recomendaría probar una terapia hormonal de baja dosis y evaluar su evolución. Las guías pueden variar con el tiempo, pero mi criterio siempre se basa en los resultados, que son la mejor guía.

 En resumen

1. Los dolores articulares y, con el tiempo, las enfermedades que afectan a las articulaciones son una consecuen-

cia del déficit hormonal que con demasiada frecuencia pasa inadvertida.

2. Cerca del 21 por ciento de las mujeres en la perimenopausia siente el dolor articular como el síntoma más evidente de la menopausia

3. La fibromialgia, la artrosis y la artritis reumatoide se presentan con frecuencia tanto en la perimenopausia como en la postmenopausia.

4. La actividad física constante y un acompañamiento médico atento son pilares indispensables para cuidar las articulaciones y aliviar el dolor.

Con la cabeza en las nubes: niebla mental y lagunas de memoria

Otro secreto, también custodiado por la ciencia, es el impacto que los estrógenos tienen en el cerebro. Verás, querida lectora: desde hace décadas se sabe que los estrógenos no juegan un papel secundario en nuestro sistema nervioso, sino que influyen de forma considerable desde el punto de vista molecular en nuestro rendimiento cerebral, especialmente en lo relacionado con el «aprendizaje» y la «memoria».

La inmensa cantidad de literatura científica que descubrí sobre este tema logró asombrarme incluso a mí. Si me detuviera a citar cada uno de esos estudios, podría llenar con ellos un contenedor de obra. Las razones por las que buena parte de esta información no ha llegado al público son bastante simples: gran parte de las investigaciones se han realizado con ratas hembra. Aunque los resultados son evidentes y se repiten una y otra vez en distintos experimentos, todavía no se han desarrollado estudios específicos que confirmen si tales hallazgos pueden aplicarse también a las mujeres.

Aun así, los resultados han sido tan concluyentes que impulsaron numerosos estudios sobre el equilibrio hormonal fe-

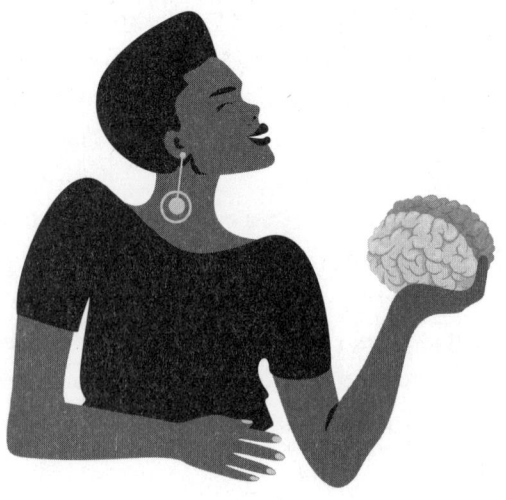

menino y su vínculo con el rendimiento cognitivo, es decir, con nuestra capacidad cerebral. En concreto, se examinó la eficacia con la que funcionan las neuronas en mujeres que mantienen un equilibrio hormonal y en aquellas que padecen una carencia de hormonas, siempre en relación con el aprendizaje y la memoria. Veamos ahora los resultados obtenidos en ambos enfoques experimentales: el realizado con ratas y el desarrollado con mujeres. Imagina, por un instante, que vistes una bata de laboratorio y que caminas a mi lado en esta breve expedición científica. Vale la pena hacerlo, porque mi propósito es derribar de raíz la vieja creencia de que la pérdida de memoria y de lucidez mental constituye un destino inevitable y, por lo tanto, algo que debemos aceptar sin resistencia.

Desmontando mitos

La pérdida de memoria y el deterioro de las funciones cognitivas no son un destino inevitable ligado al paso de los años. El beta estradiol —la forma más activa de los estrógenos naturales— potencia el rendimiento del cerebro, tanto en estudios realizados con animales como en investigaciones con seres humanos, y ofrece además un efecto protector frente a enfermedades neurodegenerativas, entre ellas la demencia.

Los estudios más habituales con ratas se desarrollan en contextos de resolución de problemas o en laberintos diseñados con sistemas de recompensa. En estos experimentos se emplean laberintos estandarizados, donde la rata debe atravesar una piscina o memorizar determinados elementos del recorrido para obtener una recompensa, como una galleta de arroz o unos copos de maíz.

Es importante saber, antes que nada, que las ratas hembra, al igual que las mujeres, presentan un ciclo dividido en cuatro fases: proestro, estro, metaestro y diestro. El estro corresponde al período de celo, cuando tiene lugar la ovulación y los niveles de estrógeno alcanzan su punto más alto. Con este conocimiento como base, muchos científicos llevaron a cabo experimentos con ratas para estudiar sus procesos de aprendizaje y memoria. Compararon los resultados obtenidos en cada fase del ciclo y observaron cómo variaba el desempeño de las ratas en el laberinto según el momento exacto en que se encontraban.

De este modo se advirtieron diferencias tanto en el comportamiento relacionado con el aprendizaje como en los niveles de estradiol presentes en la sangre, según el día del ciclo. Más tarde surgió otra pregunta: ¿qué ocurriría con las ratas a las que se les habían extirpado los ovarios, aquellas que se encontraban, por tanto, en una especie de postmenopausia artificial? Su rendimiento se deterioró de manera notable. Sin embargo, cuando a estas ratas se les administraba estradiol, su desempeño en el laberinto mejoraba y lograban alcanzar su recompensa: los copos de maíz.

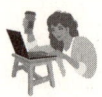 # Para las más curiosas

La ciencia lo tiene claro desde hace tiempo: el estrógeno es una sustancia que desempeña un papel muy importante en el sistema nervioso de las mujeres, y que hasta ahora se ha subestimado. Se trata de una hormona esteroidea que posee la capacidad de penetrar en la célula y alcanzar su núcleo, pues atraviesa con facilidad la membrana plasmática, del mismo modo que el café se filtra a través de un cedazo. Una vez en el interior, desencadena una serie de procesos que conducen a la producción de diversas proteínas. Estas, a su vez, cumplen múltiples funciones y activan diminutos mecanismos dentro de la célula que, en el caso de las neuronas, favorecen una comunicación más eficaz entre ellas. No fue sino hasta la realización de experimentos con ratas cuando se comprobó que la acción del estrógeno incrementa de manera notable tanto la cantidad como la densidad de las sinapsis.[26]

Lo fascinante es que, en pleno proceso de aprendizaje y almacenamiento de información, las neuronas generan pequeñas sinapsis denominadas espinas dendríticas, encargadas de captar y transmitir los estímulos nerviosos. Numerosos estudios científicos han revelado una relación clara entre la memoria y dichas espinas: en un experimento, por ejemplo, se administró estrógeno a ratas a las que se les habían extirpado los ovarios, y se comprobó no solo una mejora en la memoria, sino también un incremento en la densidad de estas espinas, algo que pudo apreciarse al observarlas con un microscopio electrónico.[27]

También se descubrió que el estrógeno puede generarse directamente en el cerebro y ejercer allí mismo su acción inmediata. Este hallazgo ofreció una nueva forma de entender esta sustancia: además de su función como hormona sexual, en el cerebro desempeña un rol clave como neuromodulador, es decir, como una pieza activa en los procesos neuronales.[28] En experimentos con animales se detectaron concentraciones de estrógeno hasta cuarenta veces superiores en el hipocampo —la región encargada de la memoria— que en el torrente sanguíneo. Todo ello sugiere que el estrógeno desempeña una función singular en el sistema nervioso, en especial en los mecanismos del aprendizaje y la memoria.[29]

Otros estudios de gran interés han demostrado que el estrógeno parece brindar al cerebro una forma de protección frente al estrés crónico, y que su carencia merma de manera notable la capacidad de recordar.[30]

Otra línea de investigación se centró en comparar el rendimiento cognitivo de hombres y mujeres. Los resultados revelaron que ellos suelen obtener puntuaciones superiores en tareas que exigen habilidades espaciales, mientras que ellas sobresalen en ejercicios de carácter verbal, como el manejo del lenguaje, la gramática y la expresión escrita.[31]

En mujeres que presentan un defecto genético congénito que provoca una producción elevada de testosterona, varios estudios han señalado rasgos de aprendizaje más cercanos a los observados en los hombres, como una memoria espacial más aguda. Tal vez, después de todo, haya algo de verdad en aquel viejo comentario según el cual los hombres aparcan con mayor destreza, aunque se expresen con menos soltura.

Existe, además, un aspecto esencial en las diferencias del funcionamiento cerebral entre ambos sexos que se hace evidente al analizar la incidencia de distintos tipos de demencia: las mujeres desarrollan con mayor frecuencia la enfermedad de Alzheimer, mientras que los hombres son más propensos a recibir un diagnóstico de Párkinson.[32] Sin embargo, hay un hecho que con frecuencia se pasa por alto: la mayoría de los estudios realizados hasta ahora no han incluido de manera equitativa a hombres y mujeres, de modo que el conocimiento científico en este ámbito apenas roza la superficie del verdadero problema.

A ello se suma otra dificultad en la investigación sobre la relación entre las hormonas y el cerebro: los resultados acerca de su influencia en la memoria son contradictorios. Algunos investigadores sostienen que la administración de hormonas, en contextos de déficit hormonal, mejora la memoria de las mujeres; otros, en cambio, afirman que esas mismas hormonas resultan perjudiciales.

Al examinar con mayor detenimiento dichos estudios se hace evidente la causa de esta discrepancia. En muchos trabajos realizados con mujeres, cuando se hace referencia a «hormonas» o «estrógenos», no se emplea el 17ß-estradiol natural que se utilizó en los experimentos con ratas —el mismo que, como se comprobó, mejoró con claridad la memoria de esos animales—. En su lugar, se recurrió a una sustancia completamente distinta: el CEE.

CEE es la sigla de *Conjugated Equine Estrogen,* un compuesto sintético formado por hormonas obtenidas de la orina de yeguas preñadas. Los casos en los que las hormonas demostraron ser beneficiosas se refieren únicamente al uso de 17ß-estradiol —abreviado como estradiol—. En cambio, en los grandes estudios donde no se registró ninguna mejora de la memoria, el compuesto empleado fue siempre CEE y no el estradiol natural. En esas investigaciones se observó incluso un ligero aumento del riesgo de demencia entre las mujeres mayores que recibieron hormonas, aunque no ocurrió lo mismo en las más jóvenes. Este patrón se evidenció, por ejemplo, en un importante estudio de la WHI realizado en 2002, donde la edad promedio de las participantes era de 62 años y, en lugar de estradiol, se les administraron estrógenos equinos.

Analizaremos este estudio en detalle más adelante, pero quédate con una idea clave: las participantes de ese famoso estudio no recibieron estradiol, sino una sustancia ajena al cuerpo humano. Además, no se encontraban en la franja de edad habitual para iniciar una terapia hormonal sustitutiva, por lo que las enfermedades propias de su edad también influyeron en la interpretación de los resultados.

 ## Conviene saber

> ¡Existen diferencias entre hombres y mujeres en las enfermedades de demencia! Mientras que el Parkinson afecta con mayor frecuencia a los hombres, el Alzheimer es más común en las mujeres. El inicio temprano de un tratamiento con estrógenos parece tener un efecto protector.

Estudios recientes han revelado que las mujeres que empiezan la terapia hormonal en la perimenopausia mantienen más intactas su memoria verbal y su capacidad para procesar información.[33] Además, existe una base sólida de investigaciones que señalan con claridad que el uso temprano de estrógenos protege frente al Alzheimer.[34] Hoy en día, cobra cada vez más fuerza la idea de que existe una «ventana dorada» para comenzar este tratamiento: un periodo limitado en el que la sustitución hormonal, si se realiza de forma adecuada, puede traducirse en beneficios profundos. El rendimiento cognitivo mejora de manera significativa; las mujeres mantienen su claridad mental durante más años, su agilidad intelectual no se ve mermada, y la aparición del Alzheimer o de otras enfermedades degenerativas del cerebro se vuelve mucho menos frecuente. Quiero hacer hincapié en esta ventana dorada porque subraya algo fundamental: la importancia de actuar a tiempo, de forma preventiva, frente al deterioro cognitivo. Más adelante veremos por qué este punto resulta tan decisivo, pero por ahora basta con decir que el déficit hormonal deja huellas visibles, pues las arterias se endurecen, aumenta el riesgo de infarto y sube la tensión.

Sin embargo, no se trata solo del corazón y los vasos sanguíneos. Tarde o temprano, también comienza a resentirse el funcionamiento del cerebro. Disminuye la capacidad cognitiva, se resiente la memoria, y se ralentiza el procesamiento mental. Cuando estos síntomas ya se han instalado, el tratamiento se vuelve mucho más complejo desde el punto de vista médico. Y si a ello se suma esa terquedad tan frecuente con la edad, el acceso clínico se complica aún más. Muchas de estas mujeres olvidan lo que se les explica y regresan cada año con las mismas quejas. Y no me refiero a la típica abuelita adorable y despistada de más de 80, sino a mujeres de apenas 65.

Llega un momento en el que ya es demasiado tarde para comenzar con una terapia hormonal sustitutiva. Para entonces, los daños previos impiden que el tratamiento aporte beneficios, y los riesgos —trombosis, ictus— se multiplican, sobre todo en mujeres con hipertensión o arterioesclerosis, enfermedades favorecidas por años de déficit hormonal.

Más adelante aprenderemos todo sobre la ventana dorada, el modo de aplicar el tratamiento, su duración y cómo gestionarlo paso a paso. Pero hay algo que conviene tener claro desde ahora: la falta de hormonas provoca, lenta y silenciosamente, daños profundos que no deberían confundirse con simples «problemas típicos de la edad».

 En resumen

1. Está científicamente comprobado que los estrógenos benefician al cerebro y mejoran la memoria.
2. Iniciar la terapia hormonal a tiempo es clave para prevenir daños.
3. Si ya se padece hipertensión arterial, no se recomienda comenzar un tratamiento hormonal sustitutivo por el riesgo de ictus.
4. En estudios con mujeres postmenopáusicas tratadas con hormonas sintéticas, las mayores de 62 años mostraron

mayor propensión a desarrollar enfermedades neurodegenerativas que las más jóvenes.

Vientre a la vista: aumento de peso abdominal

El problema suele comenzar en algún momento después de los 40: comes como siempre, sigues haciendo deporte un par de veces por semana, mantienes tus rutinas… y aun así engordas. Al acercarse el final de la década, esto se vuelve aún más evidente para la mayoría de las mujeres: los vaqueros ya no cierran como antes y las camisas parecen haber encogido mientras dormías. ¿Qué ha pasado?

Lo primero que debes saber es que no estás haciendo nada mal. Simplemente, lo que hasta ahora funcionaba deja de ser suficiente. Debido a los cambios hormonales, el equilibrio calórico se altera y la talla aumenta, aunque mantengas los mismos hábitos. Las hormonas sexuales influyen de forma decisiva tanto en el apetito como en el metabolismo. Por eso, conviene detenerse un momento y entender qué sucede en el plano hormonal durante esta etapa, y de qué manera repercute todo ello en el peso corporal.

1. Desciende el nivel de progesterona

La progesterona —nuestra hormona californiana, relajada y con estilo— solo se produce en cantidades suficientes tras una ovulación de calidad, algo que, como ya sabemos, ocurre con menor frecuencia a partir de los 40. Este déficit trae consigo varias consecuencias. Por un lado, dificulta la eliminación de líquidos, lo que provoca una sensación constante de hinchazón. Por otro, altera el sueño: descansamos peor por las noches. La falta de descanso eleva los niveles de cortisol, lo que interfiere con la insulina, incrementa los antojos y favorece el aumento de peso. Además, el insomnio estimula la liberación de grelina, una hormona que despierta el apetito y que lleva a muchas mujeres a asaltar la nevera en plena noche.

2. Desciende el nivel de estrógenos

Los estrógenos no engordan —como tantas mujeres creen—, sino todo lo contrario. Varios estudios han demostrado que un nivel elevado de estrógenos se asocia con un apetito reducido.[35] En otros muchos, se ha observado que los ratones engordan cuando se les extirpan los ovarios, y que recuperan su peso normal al recibir estradiol.[36]

Esta teoría coincide con lo que ocurre en muchas mujeres después de la menopausia: cuando los niveles de estrógenos caen de forma marcada, el apetito aumenta, y también la frecuencia y la cantidad de comida.

Por otro lado, niveles bajos o inestables de estrógenos incrementan la sensibilidad al estrés y la vulnerabilidad emocional. Los sofocos interrumpen el sueño —a menudo de forma intensa y repetida—, lo que desgasta al organismo. Y ese agotamiento crónico eleva el cortisol, que a su vez favorece la acumulación de grasa abdominal.

3. El nivel de testosterona fluctúa

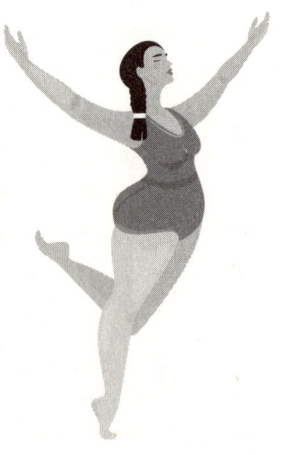

La testosterona es fundamental para mantener la masa muscular. Sin embargo, con el paso del tiempo sus niveles también disminuyen, lo que acelera y acentúa la pérdida de musculatura. Basta con reducir la actividad física —o abandonarla por completo— para notar cómo los músculos, que tanto esfuerzo costó fortalecer, desaparecen con rapidez.

Y no se trata solo de una cuestión estética: el músculo desempeña un papel esencial en la quema de calorías. Cuanta más masa muscular se tiene, mayor es el gasto energético en reposo y más rápido funciona el metabolismo. Al perder músculo, se reducen las calorías que el cuerpo quema de forma natural y el metabolismo se vuelve más lento. ¿El resultado? Se engorda con mayor facilidad.

Desmontando mitos

Las hormonas femeninas naturales no engordan, al contrario. ¡Es su ausencia la que provoca que la aguja de la balanza empiece a subir!

A pesar de todo, el mito persiste: muchas personas siguen creyendo que las hormonas femeninas engordan. Esta confusión nace, en gran parte, de equiparar las hormonas naturales del cuerpo con las mezclas sintéticas presentes en la píldora anticonceptiva o en las antiguas tabletas hormonales.

Sobre estos últimos productos —formulados con compuestos artificiales— desaconsejo firmemente su uso. Al estar compuestos por moléculas ajenas al organismo, no encajan con precisión en los receptores hormonales. Como resultado, el cuerpo no recibe el estradiol que realmente necesita, lo que podría explicar por qué tantas mujeres ganaban peso con la terapia hormonal tradicional.

En este contexto, lo esencial radica en otro aspecto. Para la terapia hormonal sustitutiva, recomiendo siempre el beta estradiol natural, la forma más activa del estrógeno, porque se incorpora al organismo con armonía, como si lo produjera el propio cuerpo. El beta estradiol, lejos de engordar, tiende a reducir el apetito y favorece la pérdida de grasa abdominal, la más perjudicial para la salud. Además, actúa en el cerebro disminuyendo la sensación de hambre y contrarrestando los efectos de la grelina —esa hormona insaciable que despierta el apetito como si fuera el monstruo de las galletas—. También mejora la eficacia de la leptina, la hormona que nos avisa de que estamos saciadas, al aumentar la sensibilidad de sus receptores en el cerebro.[37]

En el aumento de peso postmenopáusico pueden intervenir distintos factores que tienden a retroalimentarse. Quien está deprimida suele hacer menos ejercicio y recurre con más frecuencia a pequeños consuelos: patatas fritas, tortitas, helado, chocolate o una copa de vino por la noche. La falta de ejercicio incrementa el cansancio, y el cansancio, a su vez, aleja del gimnasio o de cualquier otra forma de actividad física. Así se entra en una espiral difícil de romper: agotamiento, sofá y algo dulce al alcance de la mano.

El aumento de peso en la postmenopausia no es una simple cuestión de apariencia: sus implicaciones para la salud son profundas. En esta etapa, la grasa tiende a concentrarse en la zona abdominal, incluso en mujeres que antes tenían una figura más bien de pera. Muchas llegan a la consulta convencidas de que retienen líquidos o sufren algún trastorno digestivo, al comprobar que su vientre aumenta de tamaño sin haber cambiado nada en su alimentación. Pero la grasa que se acumula tras la menopausia no es la misma que antes. Ya no se deposita en las caderas, sino que se convierte en grasa visceral: una capa invisible que se instala bajo la pared abdominal y envuelve los órganos internos. No es un michelín blando que pueda pellizcarse con los dedos, sino un tipo de grasa mucho más nociva.

La grasa visceral constituye un marcador importante del riesgo cardiovascular. Además, hoy se sabe que no es un tejido pasivo, sino un órgano endocrino en toda regla. Lo que durante años se consideró una masa inerte actúa en realidad como una glándula secreta: produce hormonas que estimulan el apetito, fomentan el deseo de comer —incluso poco después de haberlo hecho— y, en los casos más extremos, anulan por completo la capacidad de sentirse saciada.

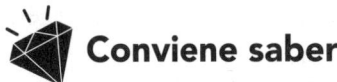 **Conviene saber**

La grasa visceral guarda una identidad oculta: actúa como una glándula capaz de producir hormonas que despiertan el apetito.

La grasa visceral, traicionera y silenciosa, también contribuye a la aparición de procesos inflamatorios no bacterianos. Estas no deben confundirse con infecciones comunes como una amigdalitis, ya que se trata de procesos más sutiles, provocados por sustancias activas que actúan sobre los tejidos y favorecen el desarrollo de diversas enfermedades. Aumentan el riesgo de diabetes, contribuyen a la arterioesclerosis y facilitan la proliferación de células cancerígenas. Hoy sabemos que el tejido graso no es un simple almacén de energía, sino un órgano activo que interviene en numerosos procesos metabólicos. Por eso, el sobrepeso se considera un estado de inflamación crónica y generalizada, aunque muchas veces no dé señales evidentes.

Un exceso de grasa corporal en la mujer conlleva un riesgo adicional: el tejido adiposo, como ya hemos visto, produce estrógenos de forma continua y desregulada, sin la intervención reguladora de la progesterona. Esta producción constante puede estimular de forma prolongada el revestimiento del útero, lo que favorece la aparición de pólipos o incluso tumores endometriales, algunos con potencial maligno. El problema es que estas alteraciones suelen pasar desapercibidas en los controles ginecológicos rutinarios y, en muchos casos, solo se detectan en etapas avanzadas de la postmenopausia. En fases iniciales, la única manera de identificarlas es mediante una ecografía. Por eso, en tu próxima revisión ginecológica, asegúrate de pedir que se valore específicamente este aspecto.

En la postmenopausia, el sobrepeso se considera un factor de riesgo relevante para el cáncer de mama. Los datos hablan por sí solos: con un índice de masa corporal superior a 35, el riesgo de desarrollar esta enfermedad aumenta casi un 60 por ciento. Incluso en mujeres con un peso dentro del rango normal, un incremento del 5 por ciento ya eleva el riesgo en un 30 por ciento.[38]

Por eso, adoptar un estilo de vida saludable es fundamental, y ese cambio comienza en la cocina. En la tercera parte te contaré cómo alimentarte de forma equilibrada, sin caer en dietas aburridas ni renunciar al placer. Porque en este verano de nuestras vidas, disfrutar también es parte del camino.

 En resumen

1. La disminución de la progesterona nos vuelve más vulnerables al estrés, lo que eleva los niveles de cortisol y favorece el almacenamiento de grasa.
2. Los estrógenos ayudan a regular el peso: es su déficit —especialmente el de estradiol— lo que desencadena una acumulación significativa de grasa.
3. La falta de testosterona contribuye a la pérdida de masa muscular, lo que ralentiza el metabolismo y reduce el gasto energético.
4. La grasa abdominal, que se acumula alrededor de los órganos internos, no es solo un exceso de peso: actúa como un órgano activo que favorece el desarrollo de enfermedades.

Un latido distinto: enfermedades cardiovasculares

Otro de los secretos mejor guardados de la postmenopausia es que el riesgo de enfermedades cardíacas y vasculares aumenta a partir de esta etapa. La evidencia científica es abundante: los hombres tienen mayor probabilidad de sufrir infartos o hipertensión que las mujeres… hasta que estas empiezan la menopausia. A partir de ese momento, los riesgos se igualan. Esto se debe a la caída drástica y permanente de las hormonas femeninas, que deja de ejercer su efecto protector sobre el sistema cardiovascular. ¿Por qué ocurre esto y por qué es tan preocupante?

Los vasos sanguíneos cumplen una función esencial: transportan oxígeno y nutrientes a cada célula del organismo, incluso a las más distantes del corazón. Un cuerpo sano trabaja de forma continua para regenerar incluso los capilares más pequeños, porque la naturaleza sabe bien que la sangre es sinónimo de vida. Donde no llega la sangre, no hay vida. Pero los vasos no solo están en la aorta, en las venas del dorso de la mano o en la arteria de la muñeca donde tomamos el pulso. Su papel más crucial se da a nivel microscópico: una delicada red de capilares lleva oxígeno y nutrientes a las zonas más alejadas del corazón, asegurando su correcto funcionamiento. Algunos órganos vitales, como el cerebro, el corazón, los ojos, los riñones y hasta los dedos de manos y pies, dependen de una irrigación precisa y constante. No es casualidad que muchas enfermedades que los afectan tengan su origen en alteraciones vasculares localizadas.

Uno de los principales responsables de las enfermedades vasculares —el Darth Vader de los trastornos circulatorios, por así decirlo— es la arterioesclerosis, el endurecimiento de las arterias. Esta se produce cuando se acumulan placas en el interior de los vasos, formadas en gran parte por residuos de colesterol. Estas adherencias dañan las paredes arteriales y pueden desencadenar problemas de salud muy graves.

Los vasos sanguíneos más finos y frágiles tienden a endurecerse y calcificarse, lo que deteriora el riego de las células situadas en las zonas periféricas del cuerpo. Además, las placas que se forman en las arterias desencadenan procesos inflamatorios locales que favorecen la aparición de trombos y obstrucciones vasculares. La gravedad de estas complicaciones depende del órgano afectado: si se trata del corazón, una arteria bloqueada puede causar un infarto; si es el cerebro, puede derivar en un ictus. Estas placas pueden obstruir tanto vasos grandes como pequeños: por ejemplo, una obstrucción en las arterias principales de las piernas puede reducir el aporte de oxígeno al pie y, si no se detecta a tiempo, llegar incluso a requerir una amputación.

Estas placas son realmente alarmantes. Recuerdo que, durante mis estudios, al presenciar por primera vez una operación de *bypass,* sostuve una en la mano: parecían moldes sólidos del vaso sanguíneo, unas placas tan duras como cristales y tan afiladas como cuchillas. Por eso, me parece que el término «calcificación» se queda corto; suena casi inofensivo. En realidad, estas formaciones son mucho más peligrosas que los depósitos de cal en una tetera: son auténticas armas letales.

 ## Conviene saber

El riesgo de infarto es menor en mujeres que en hombres de la misma edad, pero esta diferencia desaparece con la disminución hormonal tras la menopausia. A partir de entonces, el riesgo se equipara.

Las placas en los vasos sanguíneos también afectan su capacidad para contraerse y dilatarse, especialmente en los más pequeños. Esto dificulta la regulación de la presión arterial, ya que este mecanismo depende en gran parte de esa flexibilidad: los vasos se contraen para aumentarla y se dilatan para reducirla. Cuando esa capacidad se pierde, la presión deja de ser controlable y aparece la hipertensión arterial. Para el corazón, esta situación supone una gran carga: ya debilitado por una irrigación deficiente a través de sus propias arterias, se ve obligado a trabajar con más fuerza para impulsar la sangre frente a una resistencia continuamente elevada. Es el terreno perfecto para que aparezca una insuficiencia cardíaca.

El sentido común nos dice que hay que hacer todo lo posible por evitar la formación de este tipo de placas y, con ello, una enfermedad crónica, incurable y que en la mayoría de los casos acaba siendo mortal. Los factores que favorecen la aparición de placas son un exceso de colesterol «malo» en sangre —causado por la alimentación, pero también por la genética o enfermedades metabólicas— y la omnipresente diabetes, es decir, la enfermedad del azúcar. Además, fumar daña aún más los vasos sanguíneos y fomenta en ellos una reacción inflamatoria.

Cuando existe un problema vascular, siempre hay un impacto orgánico asociado. Por eso, las personas con diabetes y arteriosclerosis suelen presentar múltiples afecciones al mismo tiempo: pequeños infartos cerebrales que, con el tiempo, pueden derivar en demencia; pérdida de visión; arritmias causadas por una irrigación deficiente del corazón; o acumulación de líquido en los pulmones como consecuencia de una insuficiencia cardíaca. La lista es larga y preocupante.

Mi propio padre falleció a causa de una diabetes mal controlada durante años, con las complicaciones que eso conlleva. Era médico y, como bien dice el refrán, «en casa de herrero, cuchillo de palo». Brillante en su profesión, pero negligente con su propia salud, dejó que la enfermedad avanzara sin ponerle freno. A lo largo de los años, su salud fue deteriorándose sin que quedara una sola complicación sin presentarse, hasta llegar a una muerte prematura y dolorosa.

Mi padre no fue un caso aislado, sino un reflejo de la mentalidad de su generación. Por suerte, hoy hemos mejorado mucho en nuestra forma de entender la alimentación y el estilo de vida. Aun así, los hombres siguen teniendo un riesgo más elevado de padecer enfermedades cardiovasculares. Y no es solo por el llamado «síndrome del ejecutivo», esa visión anticuada que les atribuye el estrés exclusivamente a ellos. Una de las principales diferencias está en nuestras propias hormonas: los estrógenos tienen un efecto antiaterogénico,[39] lo que significa que nos protegen frente a la formación de placas en las arterias.

 ## Para las más curiosas

Una sustancia milagrosa: el óxido nítrico

La salud del interior de los vasos sanguíneos depende, en gran parte, de la acción de los estrógenos y de otros mecanismos complejos. Uno de los más importantes es la estimulación de la producción de óxido nítrico (NO), un gas con un potente efecto vasodilatador, es decir, capaz de ensanchar los vasos sanguíneos y mejorar el flujo sanguíneo. Este proceso natural tiene aplicaciones médicas clave: se utiliza, por ejemplo, para mejorar rápidamente la circulación durante cirugías a corazón abierto o en unidades de cuidados intensivos, especialmente en recién nacidos con insuficiencia respiratoria. En nuestro organismo, el óxido nítrico se produce de forma rápida en los vasos sanguíneos para relajar sus paredes, y desaparece con la misma rapidez. Sin embargo, no siempre se genera con el mismo propósito ni en la misma cantidad, y ahí está lo interesante: su producción aumenta cuando estamos relajadas y disminuye bajo estrés. Se eleva cuando sentimos alegría y cae cuando estamos tristes. Se genera más en un *spa* que en un atasco, más durante una experiencia placentera que en medio de una discusión... ya te haces una idea.

Los estrógenos favorecen esta producción de óxido nítrico, permitiendo que las paredes vasculares se mantengan flexibles y relajadas. Esto no solo mejora la circulación, sino también el tono muscular de todo el sistema vascular.

Está científicamente comprobado que los estrógenos ejercen un efecto cardioprotector, ya que protegen tanto al corazón como al músculo cardíaco a través de diversos mecanismos. Mejoran la circulación en el propio músculo del corazón al facilitar la dilatación de los vasos coronarios y estimular la formación de nuevos capilares. (Donde hay sangre, hay vida; ya lo hemos dicho). Además, los estrógenos activan los procesos de reparación del tejido cardíaco cuando se produce la muerte celular por falta de oxígeno o tras un infarto. También ayudan a evitar que el músculo cardíaco dañado se convierta en tejido cicatricial, que resulta funcionalmente inútil.

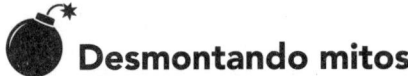 ## Desmontando mitos

El infarto de Hollywood

Aunque nuestro objetivo sea mantenernos sanas, activas y también sentirnos bien con nosotras mismas durante muchos años, este es un buen momento para compartir contigo información esencial sobre el infarto de miocardio. Lo que durante años nos han presentado como los «síntomas clásicos» —dolor torácico intenso, irradiación del dolor hacia el brazo izquierdo y la mandíbula, sensación de muerte inminente, etc.— corresponde casi exclusivamente a los infartos en hombres.

En las mujeres, en cambio, los infartos suelen manifestarse de forma diferente, y esta variación ha provocado que en muchos casos no se detecten a tiempo. ¿El motivo? La mayoría de los estudios científicos sobre enfermedades cardíacas se centraron exclusivamente en hombres. Las mujeres quedaron fuera de la investigación, y los criterios diagnósticos se definieron en función de los síntomas típicos masculinos. Nadie consideró que el sexo de la persona pudiera influir en la forma en que se presenta la enfermedad. (¿Por qué habrían de hacerlo? Al fin y al cabo, las mujeres solo conformamos la mitad de la población mundial... En fin...).

Así, aunque las señales más conocidas de un ataque al corazón —dolor en el pecho que se irradia al brazo, la espalda o la mandíbula— también pueden darse en mujeres, no siempre aparecen. En ellas son mucho más frecuentes otros síntomas: dolores torácicos más leves (perfectamente comprensibles si pensamos en nuestra mayor tolerancia al dolor), fatiga extrema, sensación general de malestar, dificultad para respirar, molestias más suaves en la espalda, alteraciones del sueño o dolores en el cuello o en la mandíbula.[40]

A esto se suma que, en caso de infarto, las alteraciones en el electrocardiograma femenino suelen ser más sutiles, lo que dificulta su interpretación y reduce las posibilidades de un diagnóstico acertado. Como consecuencia, es menos frecuente que las mujeres reciban estudios completos o intervenciones a tiempo.

Cuando sufren enfermedad coronaria —es decir, estrechamiento de las arterias del corazón—, su estado tiende a ser más grave que el de los hombres. Esto no solo se debe al retraso en el diagnóstico, sino también a que sus vasos sanguíneos son, por lo general, más pequeños y delicados. El resultado: cuando se produce una obstrucción, el desenlace es mortal en el 50 por ciento de los casos.[41] No es de extrañar, entonces, que las mujeres presenten una tasa de mortalidad por infarto el doble de alta que la de los hombres.[42]

En los países industrializados, las enfermedades coronarias representan la principal causa de muerte entre mujeres. A continuación, se sitúan las enfermedades neurodegenerativas de origen vascular —como los accidentes cerebrovasculares o ciertos tipos de demencia—, todas ellas vinculadas al deterioro progresivo de los vasos sanguíneos cerebrales. El riesgo de que una mujer fallezca por alguna de estas patologías es, al menos, tres veces mayor que el de morir por cáncer de mama.

Un estudio realizado en Estados Unidos reveló que, en un solo año, murieron alrededor de 40 000 mujeres de cáncer de mama, frente a 400 000 de un infarto.[43] Aun así, cuando pregunto a mis pacientes cuál creen que es la principal causa de muerte en mujeres, la respuesta es casi unánime: «el cáncer de mama». En la tercera parte del libro, analizaremos a fondo por qué esta creencia, tan común como errónea, puede tener consecuencias graves, y cómo ha llevado a millones de mujeres a tomar decisiones desacertadas sobre su salud. Tú, en cambio, puedes elegir un camino distinto.

 En resumen

1. Antes de la menopausia, las mujeres tienen una menor incidencia de infartos que los hombres, en gran parte gracias a la protección que ofrecen los estrógenos al sistema cardiovascular.

2. Tras la menopausia, ese efecto desaparece con la caída del estradiol, lo que incrementa el riesgo de enfermedades cardíacas y favorece la aparición de arterioesclerosis.

3. La arterioesclerosis es como Darth Vader, uno de los principales enemigos de los vasos sanguíneos: puede dañar casi cualquier órgano al formar placas que obstruyen la circulación.

4. En las mujeres, los síntomas de infarto no siempre coinciden con los de los hombres, y eso hace que muchas veces pasen desapercibidos o no se tomen en serio.

5. Las mujeres tienen el doble de probabilidades de morir por un infarto en comparación con los hombres, y esta es, de hecho, la principal causa de muerte femenina en los países occidentales.

No me dejes así:[*]
el cabello y la piel después de los 50

El descenso hormonal se refleja, sin excepción, en la piel y en el cabello. Mientras los niveles de estrógeno se mantienen altos, la piel se regenera de forma constante: el colágeno —la base estructural de nuestra dermis— se renueva una y otra vez, lo que mantiene la firmeza y elasticidad. Sin embargo, cuando el estrógeno empieza a escasear, la piel pierde tonicidad y comienzan a aparecer pequeñas arrugas, especialmente alrededor de los ojos. El tabaco, uno de los mayores enemigos del colágeno, acelera notablemente este proceso. Sumado a la disminución de estrógenos, contribuye a la aparición de esas pequeñas arrugas verticales en los labios, justo en la zona donde suele acumularse el pintalabios. Además, con el tiempo los labios pierden volumen y se estrechan, lo que acentúa aún más estas líneas.

Curiosamente, las mujeres con algo de sobrepeso cuentan con cierta ventaja frente al envejecimiento de la piel: por un lado, los rostros más rellenitos disimulan mejor las arrugas; por otro, el tejido graso tiende a producir más estrógenos, lo que ayuda a mantener la piel con mejor aspecto durante más tiempo. En cambio, en mujeres muy delgadas, los signos de la edad suelen hacerse más visibles. Brigitte Bardot lo resumió con ironía: «A cierta edad, hay que elegir entre la cara y el culo».

Con el tiempo, perdemos los depósitos de grasa en el rostro, las mejillas comienzan a descender y aparecen esas pequeñas bolsas que suavizan el contorno de la mandíbula, haciéndolo menos definido. Muchas mujeres también desarrollan párpados caídos y líneas de expresión alrededor de los ojos —las conocidas patas de gallo— como resultado de la disminución de estrógenos. Estos cambios, lejos de restar belleza, suelen dar al rostro un aire más suave y expresivo.

[*] Referencia a la canción «Don't Leave Me This Way» de Kenneth Gamble, Leon Huff y Cary Gilbert de 1975, que en 1976 recibió una versión de Thelma Houston. *(N. de la T.)*

Hablando de apariencia: he mencionado de qué maneras envejecen nuestra piel y nuestro rostro, pero cada una debe decidir de manera personal e individual qué quiere hacer al respecto o si hacer algo siquiera. Hay mujeres que se sienten cómodas con sus arrugas, y otras que prefieren algún retoque discreto aquí y allá. Todas las opciones son válidas. Desde mi punto de vista, ya es momento de dejar de juzgar a quienes eligen aplicarse bótox o rellenarse los labios con ácido hialurónico. Cada mujer debería sentirse libre de elegir lo que la haga sentirse bien, siempre que, al mirarse al espejo, se reconozca y se guste. Porque la belleza tiene muchas formas… con arrugas o sin ellas.

El cabello es otra historia. La caída excesiva del cabello representa una carga emocional muy dura para muchas mujeres. En la mayoría de los casos, se manifiesta como una pérdida progresiva de densidad a lo largo de la raya central del cuero cabelludo. Solo en casos aislados aparece el patrón típico masculino, con entradas pronunciadas en las sienes.

Durante la perimenopausia y la postmenopausia, esta caída puede estar relacionada con la disminución de estradiol, una hormona que actúa directamente sobre el tallo capilar y estimula los factores de crecimiento. Cuando el estradiol disminuye, el equilibrio hormonal se altera y las hormonas androgénicas comienzan a influir más en el cuero cabelludo, lo que debilita el cabello y acelera su caída.

Si notas cambios en tu cabello, quien debe evaluarte es un dermatólogo, no un ginecólogo. Acude cuanto antes si la caída empieza a ser preocupante: cuanto más tiempo pase, más difícil será tratar el problema y mayor será la pérdida irreversible de folículos pilosos. Hoy en día existen lociones de uso diario que se aplican directamente sobre el cuero cabelludo, y también se han obtenido buenos resultados con un tratamiento conocido como PRP (plasma rico en plaquetas).

El tratamiento comienza con una extracción de sangre que se somete a un proceso de centrifugado para separar sus componentes: glóbulos rojos, glóbulos blancos y el plasma. En esta última fracción se concentra una capa rica en plaquetas, que contiene numerosos factores de crecimiento. Esta sustancia se aplica en el cuero cabelludo mediante pequeñas inyecciones. Aunque el procedimiento no suele ser doloroso, esta zona no se puede anestesiar completamente, por lo que puede resultar algo molesto. Además de ser un procedimiento doloroso, también resulta costoso: cada sesión parte de unos 600 euros. Para obtener resultados óptimos —que no suelen apreciarse antes de tres a seis meses— se recomienda realizar al menos tres sesiones. Aun así, he visto auténticos casos de éxito y cabellos que han vuelto a recuperar volumen y fuerza. Cuanto antes se inicie el tratamiento, mejores suelen ser los resultados.

Además, es probable que el dermatólogo solicite una analítica para revisar tus niveles de hierro y comprobar si la tiroides funciona correctamente, ya que ambos desequilibrios pueden contribuir a la caída del cabello.

 En resumen

1. La disminución de estrógenos acelera la pérdida de colágeno, lo que favorece la formación de arrugas.
2. La falta de esta hormona también afecta al tallo capilar, contribuyendo a la caída del cabello.
3. ¡Ante la caída del cabello, acude cuanto antes al dermatólogo!

Estás caliente, luego fría:* cuando la tiroides se descontrola

La tiroides es un órgano pequeño pero crucial, que influye en casi todos los procesos del cuerpo. Tiene forma de mariposa y está situada en la parte frontal del cuello. Las hormonas que

* Referencia a la canción «Hot n Cold» de 2008 de Katy Perry. *(N. de la T.)*

produce regulan funciones vitales como el metabolismo, la digestión, el estado de ánimo, la temperatura corporal y nuestros niveles de energía. Cuando estas hormonas están en equilibrio, todo funciona correctamente. Pero si se producen en exceso, el metabolismo se acelera como el de una ardilla hiperactiva; si escasean, todo se vuelve más lento, como si fuéramos un perezoso.

La tiroides también está conectada con nuestro eje hormonal —lo que aquí llamamos Charlie, Bosley y los ovarios—. El hipotálamo (Charlie) y la hipófisis (Bosley) cuentan con un canal exclusivo para comunicarse con ella. A través de este vínculo directo, envían señales constantes para ajustar los niveles hormonales según las necesidades del cuerpo, igual que hacen con los ovarios.

Con el paso del tiempo, la tiroides tiende a reducir su tamaño. Aún no se sabe con certeza por qué ocurre: ¿es una consecuencia natural del envejecimiento o está relacionada con la disminución en la producción hormonal? Lo que sí está claro es que, a partir de la mediana edad, las mujeres desarrollan trastornos tiroideos con mucha más frecuencia que los hombres: de hecho, tienen entre ocho y diez veces más probabilidades de verse afectadas. Las disfunciones de la tiroides, ya sea por hiper o hipofunción, pueden provocar síntomas que se confunden fácilmente con los de la menopausia: sofocos, escalofríos, aumento de peso, caída del cabello o alteraciones del sueño. Además, son comunes las enfermedades autoinmunes como la tiroiditis de Hashimoto, que suele aparecer a partir de los 40 años, coincidiendo con otros cambios hormonales propios de esta etapa.

¿A qué se debe esto? Cada vez hay más evidencia de que la tiroides cuenta con receptores de estradiol que estimulan el crecimiento celular. Cuando esa influencia hormonal desaparece, podría producirse una disfunción tiroidea, o al menos esa es la hipótesis que manejan actualmente los expertos.

Por eso, ante síntomas como alteraciones del sueño, nerviosismo persistente o caída del cabello, siempre debería solicitarse un análisis que incluya el estudio de las hormonas tiroideas. Si sospechas que puedes tener un trastorno en esta glándula, el especialista indicado es el endocrinólogo.

 En resumen

1. Durante la postmenopausia, la tiroides puede volverse hiperactiva o, por el contrario, funcionar por debajo de lo normal, generando síntomas que a menudo se confunden con los de la menopausia.
2. La tiroiditis de Hashimoto, una enfermedad autoinmune, suele manifestarse con mayor frecuencia en esta etapa de la vida.

Mala hasta los huesos:*
cómo el déficit hormonal daña
el esqueleto a largo plazo

Otra de las enfermedades que aparece con frecuencia en las primeras etapas de la postmenopausia es la osteoporosis. Esta consiste en una pérdida de masa ósea que nos vuelve mucho más propensas, por un lado, a fracturas y, por otro, al colapso de las vértebras, lo cual suele provocar dolores de espalda persistentes.

Antes solía pensar que la osteoporosis real era poco frecuente, reservada a casos extremos en los que se pierde estatura o aparece la típica joroba, como la de la bruja encorvada de *Blancanieves*. Ahora sé que la salud ósea empieza a deteriorarse mucho antes de lo que creemos, en cuanto los niveles de estrógenos comienzan a bajar. El problema es que muchas mujeres no se dan cuenta hasta que el daño ya está hecho. Los huesos

* Referencia a la canción «Bad to the Bone» de 1982 de George Thorogood & The Destroyers. *(N. de la T.)*

se debilitan poco a poco, y cuando finalmente duele, el riesgo de fractura ya está ahí.

Aunque muchas no lleguen a desarrollar una joroba, un sinfín de mujeres con déficit prolongado de estrógenos presentan lo que se llama osteopenia. Este deterioro se puede detectar mediante una densitometría ósea (DEXA), una prueba sencilla e indolora que se realiza en centros de diagnóstico por imagen.

 ## Desmontando mitos

La osteoporosis está lejos de ser una enfermedad rara; de hecho, es una de las principales causas de debilitamiento óseo a partir de los 60 años.

Se calcula que alrededor del 30 por ciento de las mujeres mayores de 60 años padece osteoporosis, y que más de la mitad de las mujeres postmenopáusicas —alrededor del 54 por ciento— presenta osteopenia. Son cifras realmente alarmantes, ¿no te parece? Entonces, ¿por qué no existe un programa sistemático de detección mediante densitometría ósea?

Después de todo, la fractura de cadera es una de las principales causas por las que una persona mayor pierde su autonomía. No tengo una respuesta definitiva, pero sí estoy convencida de que toda mujer debería mantenerse atenta y solicitar evaluaciones periódicas de densidad ósea, ya que no siempre forman parte de los chequeos habituales.

Ahora bien, ¿cómo se origina esta enfermedad? Es fundamental entender que el hueso no es un material rígido e inmutable. En realidad, está en constante renovación. En su interior, los osteoblastos generan nuevo tejido óseo, mientras que los osteoclastos —unas células que podríamos comparar con pequeños «Pac-Man»— se encargan de descomponer las partes envejecidas. Este proceso constante de construcción y recambio es esencial para mantener la salud de nuestros huesos a lo largo de la vida.

Conviene saber

¡El hueso es un tejido vivo! En su interior, se forman constantemente nuevas células óseas gracias a la acción de los osteoblastos, mientras que los osteoclastos —unas células que actúan como pequeños Pac-Man— se encargan de descomponerlas. Los estrógenos estimulan la actividad de los osteoblastos y frenan la de los osteoclastos. De este modo, contribuyen a mantener la salud y la fortaleza de nuestra estructura ósea.

Los estrógenos estimulan a los osteoblastos para que generen nuevo hueso y, al mismo tiempo, frenan la acción de los osteoclastos. Sin embargo, cuando sus niveles descienden de forma abrupta en la postmenopausia —de un 100 por cien a menos del 5 por ciento—, los osteoblastos reducen su actividad y los osteoclastos la incrementan, lo que repercute directamente en la densidad ósea.

Aunque existen otras sustancias esenciales para el mantenimiento de la estructura ósea —como el calcio y la vitamina D, cuya suplementación adquiere especial relevancia en esta etapa—, ninguna iguala el efecto anabólico de los estrógenos. En los hombres, la osteoporosis es mucho menos frecuente, ya que la testosterona también ejerce una función protectora sobre el tejido óseo.

 ## Conviene saber

Se estima que hasta un 23 por ciento de las mujeres sufrirá, en algún momento de su vida, una fractura de cuello femoral.

La osteopenia y la osteoporosis son ejemplos paradigmáticos de afecciones que muchas mujeres desconocen o no comprenden del todo. Su origen suele situarse en la postmenopausia, y la mayoría de nosotras avanza hacia ellas sin saberlo, pues ambas se desarrollan de forma silenciosa, sin síntomas evidentes durante largos períodos. Son pocas las que tienen una noción clara de lo que verdaderamente implican. No obstante, estas enfermedades afectan a un número enorme de mujeres, especialmente cuando la información es escasa o confusa, y pueden sabotear nuestros deseos de envejecer con vitalidad, salud, sensualidad y espíritu aventurero. En lugar de dedicar nuestro tiempo libre a viajar, practicar deporte o compartir momentos con quienes amamos, podríamos vernos inmersas en un interminable vaivén de consultas médicas.

Un simple resbalón sobre el hielo podría llevarnos directo al hospital. Un tropiezo en la oscuridad —tal vez al levantarnos por tercera vez en la noche para orinar, a causa de una vejiga irritada o incontinente— puede terminar en una fractura de cadera o en la rotura de una muñeca, si la caída es desfavorable.

Cuando se trata de nuestros huesos, al igual que ocurre con la salud bucal, la vagina o la continencia, necesitamos contar con un plan de prevención. Ese plan comienza por identificar y eliminar todo aquello que debilite el tejido óseo o acelere la pérdida de masa.

- **Alcohol y nicotina:** No hay problema en disfrutar una copa de vino o cava los fines de semana, pero el consumo diario de alcohol afecta negativamente la salud ósea. Lo mismo sucede con el tabaco, que también debilita los huesos.

- **Estilo de vida sedentario:** El ejercicio con pesas es fundamental. Caminar o nadar no basta. Para mantener los huesos fuertes, es clave entrenar con mancuernas, con el propio peso corporal o utilizando máquinas.

- **Delgadez extrema:** Las personas muy delgadas tienen mayor riesgo de desarrollar osteopenia y osteoporosis. No se trata de forzarte a ganar peso si no puedes, pero sí de reducir todos los demás factores de riesgo que estén a tu alcance.

- **Dietas extremas o ayunos prolongados:** Es fundamental asegurar una ingesta diaria de calcio, preferiblemente acompañada de vitamina D. Las investigaciones más recientes revelan que, durante años, hemos sido excesivamente prudentes con la dosis de esta vitamina por temor a una sobredosis. Más adelante se explicará con detalle qué suplementos y qué vitaminas resultan más adecuados.

- **Y, por supuesto, la falta de hormonas:** Quienes no siguen una terapia hormonal —ya sea porque no pueden o no desean hacerlo— deben extremar los cuidados y reducir al mínimo los demás factores de riesgo. Y esto es crucial: ningún producto que se promocione como una solución «natural» para los sofocos —ya sean glóbulos homeopáticos, gotas de plantas, cápsulas de ñame silvestre, aceite de onagra, soja o similares— tiene efecto alguno en la prevención de la osteopenia o la osteoporosis.

Aunque ya no sufras sofocos, aunque te sientas bien, aunque te hayas resignado a dormir poco, aunque hayas aprendido a vivir sin sexo, aunque recurras a cremas para aliviar la sequedad vaginal, aunque aceptes la incontinencia como parte de tu vida… si no tomas hormonas, estás comprometiendo la salud de tus huesos a largo plazo y corriendo el riesgo de una vida marcada por la fragilidad y el dolor.

En resumen

1. La osteoporosis y su hermana malvada, la osteopenia, afectan al menos a entre el 50 y el 80 por ciento de las mujeres mayores de 60 años.

2. La osteoporosis puede avanzar silenciosamente durante años, sin mostrar síntomas, y muchas veces incluso pasa desapercibida para los propios médicos.

3. Los estrógenos contribuyen a la formación del tejido óseo y ralentizan su desgaste; por eso, cuando disminuyen, primero aparece la osteopenia, y si no se trata a tiempo, puede evolucionar hacia una osteoporosis.

4. La probabilidad de sufrir una fractura típica de esta enfermedad a lo largo de la vida es cercana al 23 por ciento, y estas fracturas son una de las principales causas de fragilidad en la edad avanzada.

5. Llevar un estilo de vida saludable —que incluya el ejercicio adecuado— es fundamental para prevenir el deterioro de los huesos.

7 ESCENARIOS A LOS QUE TE PUEDE LLEVAR EL DÉFICIT HORMONAL (DE LOS QUE NADIE TE ADVIERTE)

1.

Calcificación de las arterias con riesgo de enfermedades cardíacas y de ictus.

2.

Enfermedades neurodegenerativas como el Alzheimer.

3.

Fracturas óseas que cambian nuestra vida para siempre.

4.

Encogimiento vaginal con dolor, escozor y picor permanentes.

5.

Incontinencia urinaria.

6.

Depresión.

7.

Pérdida de libido.

TERCERA PARTE:

EN LLAMAS:
AL RESCATE DE LA MUJER
EN LA MENOPAUSIA

5.

HORMONAS BIOIDÉNTICAS – (ME HACES SENTIR) COMO UNA MUJER NATURAL[*]

Tras haber recorrido juntas un territorio a veces desconcertante —lleno de síntomas, cambios y escenarios que pueden sacudir tanto el cuerpo como el ánimo durante la perimenopausia y la postmenopausia—, llegamos ahora a un punto distinto del camino: el de las buenas noticias, el de las respuestas. Es el momento de hablar de lo que sí puedes hacer para preservar tu salud, para disfrutar con plenitud de la segunda mitad de tu vida y para entregarte, con entusiasmo renovado, a todo aquello que aún deseas vivir. Te mostraré qué opciones tienes, qué caminos se abren ante ti. Y si logro acompañarte bien en este trayecto, cerrarás estas páginas con más claridad que dudas, más certeza que confusión. Podrás tomar decisiones conscientes, sólidas, sin ese cosquilleo incómodo en el estómago que deja la incertidumbre.

Como ya hemos explorado en los capítulos anteriores, el declive hormonal va mucho más allá de lo que parece. Es una carga sutil pero constante, una demanda interna que el cuerpo no siempre logra sostener. No hablamos de una carencia de

* Referencia a la canción «(You Make Me Feel Like) A Natural Woman» de 1968 de Aretha Franklin. *(N. de la T.)*

suplementos, ni de esencias vegetales o preparados homeopáticos. Las necesidades del cuerpo son claras: no exige paliativos, exige hormonas.

Durante años, a las mujeres se les han recetado sustancias artificiales con efectos parecidos a los de las hormonas, y se las ha llamado, equivocadamente, «hormonas». Pero no lo eran entonces, y tampoco lo son ahora. Es un error, sin matices. Cuando hablamos de hormonas, debemos hablar con precisión. Si se trata de beta estradiol, eso es exactamente lo que debe aparecer en el envase, sin disfraces ni sustitutos. En el caso de la progesterona, la forma adecuada es la micronizada, porque el cuerpo la reconoce y la absorbe mejor. Todo lo demás que suele ofrecerse bajo la etiqueta de «terapia hormonal» no son hormonas, aunque así se las presente. Son compuestos creados para imitar sus efectos, pero no son lo mismo. Y conviene decirlo con claridad: no lo han sido nunca.

 Conviene saber

Lo que comúnmente se denomina «pastillas hormonales» no contiene hormonas humanas, sino compuestos sintéticos diseñados para imitar sus efectos en el organismo.

Uno de los tratamientos hormonales más utilizados fue objeto de investigación en Estados Unidos en el marco del *Women's Health Initiative,* también conocido como WHI 1. Este estudio, en un principio, buscaba evaluar los posibles beneficios del fármaco en mujeres de edad avanzada. Sin embargo, tuvo que ser suspendido antes de tiempo al detectarse resultados inesperadamente negativos. Más adelante profundizaremos en los detalles de este estudio; por ahora, lo fundamental es entender lo que sucedió después. Alarmados por los titulares, muchos médicos dejaron de recetar terapias hormonales o instaron a sus pacientes a suspender el tratamiento. Como resultado, miles de mujeres —brillantes, alegres, valientes— fueron empujadas de golpe al abismo del desabastecimiento hormonal. La generación posterior quedó, y sigue estando, desorientada, y busca soluciones en la medicina natural o en prácticas alternativas, muchas veces caras y con frecuencia ineficaces. Por mi parte, soy partidaria de lo natural, sin concesiones. Por eso mi propuesta es clara y firme: **hormonas bioidénticas de origen vegetal.**

Las hormonas bioidénticas se fabrican en laboratorios a partir de una sustancia llamada diosgenina, extraída de la raíz del ñame silvestre. Aunque su origen es vegetal, su estructura molecular es idéntica a la de las hormonas que producen nuestros propios ovarios. El cuerpo, de hecho, no puede distinguir si provienen del interior del organismo o de una farmacia. Por eso sus efectos secundarios son escasos —me atrevería a decir que inexistentes—, ya que actúan de manera natural, precisa y armónica, encajando a la perfección en los receptores hormonales. Ningún compuesto que imite los efectos hormonales consigue alcanzar ese grado de afinidad. En este caso, la frase «no hay nada como lo auténtico» cobra todo su sentido.

El propósito del tratamiento hormonal es devolver al cuerpo unos niveles hormonales que, sin dejar de ser normales, se sitúen en el extremo inferior del rango típico de una mujer no menopáusica, similares a los que se dan en el primer tercio del ciclo menstrual. ¿Recuerdas que muchas mujeres con síndrome premenstrual afirman sentirse realmente bien después de haber menstruado? Ese estado de equilibro y bienestar es, precisamente, el que aspiramos a recuperar.

Con frecuencia me preguntan si existen estudios a largo plazo sobre el uso de hormonas naturales. Y aunque la ciencia ofrece investigaciones rigurosas —que exploraremos más adelante—, mi primera respuesta es siempre la misma: el estudio más extenso y revelador es la propia evolución. Durante milenios, la naturaleza ha diseñado para nosotras, las mujeres, estos mensajeros precisos y armoniosos, verdaderas obras maestras de la biología. Nuestros ángeles de Charlie, sí, pero creados por la vida misma.

Las hormonas bioidénticas reproducen con total fidelidad la estructura molecular de aquellas que el cuerpo ya no produce. Ni más ni menos.

A continuación, revisaremos las tres principales, una a una.

Beta estradiol

Cuando los niveles de beta estradiol descienden, resulta esencial restablecerlos. Ya lo hemos mencionado: se trata del estrógeno más potente y biológicamente activo. Existe, sin embargo, una forma más suave, el estriol, que bien podría considerarse la hermana menor del beta estradiol. Su acción se dirige, de manera particular, a la mucosa vaginal, donde —cuando se aplica en forma de crema o gel— brinda resultados notables frente a la atrofia. Una aliada silenciosa, discreta, pero profundamente eficaz.

El beta estradiol no se encuentra en la clásica píldora anticonceptiva. En su lugar, contiene una variante sintética del estradiol: el etinilestradiol, elegido por su mayor eficacia a la hora de evitar los sangrados intermenstruales durante el tratamiento. Muchos de los antiguos preparados para la terapia hormonal sustitutiva contenían estrógenos equinos, es decir, hormonas extraídas del caballo, cuya estructura molecular difiere de la humana.

Cuesta entender cómo a alguien se le ocurrió utilizar hormonas de caballo en seres humanos. Hoy resulta casi incomprensible. Al fin y al cabo, nadie aceptaría una transfusión de sangre equina, ni alimentaría a un bebé con leche de yegua (ni con leche de vaca, como también sabemos ahora que no conviene). Y estoy bastante segura de que la mayoría de las mujeres, hoy en día, tampoco lo aceptaría.

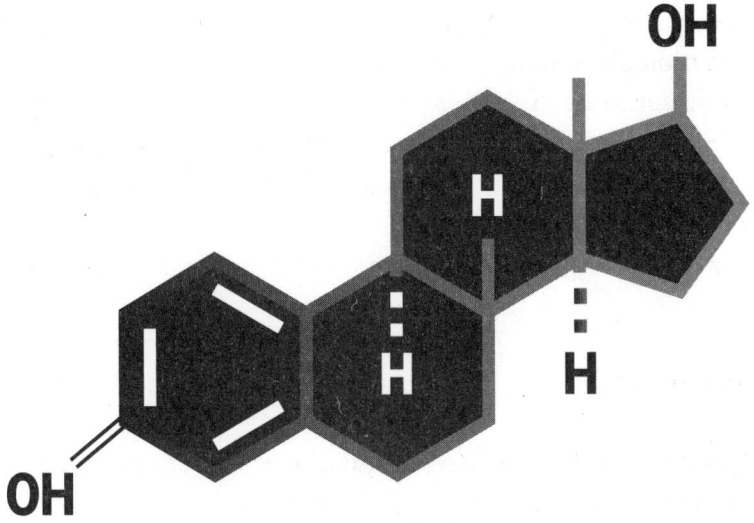

Ejemplos de beta estradiol bioidéntico:
Bijuva
Meriestra
Estradot
Lenzetto Spray

Ejemplos de estriol:
Blissel
Femmyn
Gelistrol
Ovestinon

Menciono los nombres comerciales no solo para ofrecerte una información completa, sino también porque existen tan pocos preparados hormonales que resulta posible conocerlos todos por su nombre. ¡Hay más marcas de rímel que fabricantes de hormonas! Más adelante entenderemos por qué.

En un ciclo menstrual normal, los niveles de beta estradiol oscilan entre 30 y 530 picogramos por mililitro. No obstante, muchas mujeres postmenopáusicas llegan a mi consulta con valores inferiores a 5 pg/ml; es decir, prácticamente indetectables. El objetivo del tratamiento con beta estradiol por vía transdérmica es alcanzar concentraciones situadas entre 35 y 70 pg/ml, similares a las que se registran al inicio del ciclo. La mayoría de las mujeres experimenta una mejora significativa al alcanzar este rango bajo-normal.

En la práctica, suelo recomendar comenzar con una o dos aplicaciones de gel de estradiol por la mañana, sobre la piel del antebrazo. Cada aplicación equivale a una pulsación del dosificador. Pasadas entre seis y ocho semanas, programo una revisión para evaluar la respuesta al tratamiento y, si es necesario, ajustar la dosis. Más adelante abordaremos en detalle el plan terapéutico, así como las preguntas más frecuentes que suelen surgir en torno a él.

Progesterona

La progesterona forma parte del grupo de los gestágenos, también conocidos como hormonas del cuerpo lúteo: una familia de compuestos que actúan de manera similar a la progesterona. Dentro de este grupo, la progesterona se considera el gestágeno por excelencia, el modelo clásico a partir del cual se desarrollaron todos los demás, que son versiones sintéticas creadas para cumplir funciones específicas.

Algunos de estos gestágenos potencian determinadas propiedades de la progesterona, como su efecto diurético o su acción beneficiosa contra el acné. Otros, en cambio, se diseñaron para identificar el revestimiento del útero y desencadenar el sangrado menstrual, adoptando un papel más agresivo, casi como si fueran los «culturistas» dentro de la familia de los gestágenos.

En internet abundan los productos que se promocionan como fuentes de «progesterona natural», aunque en realidad

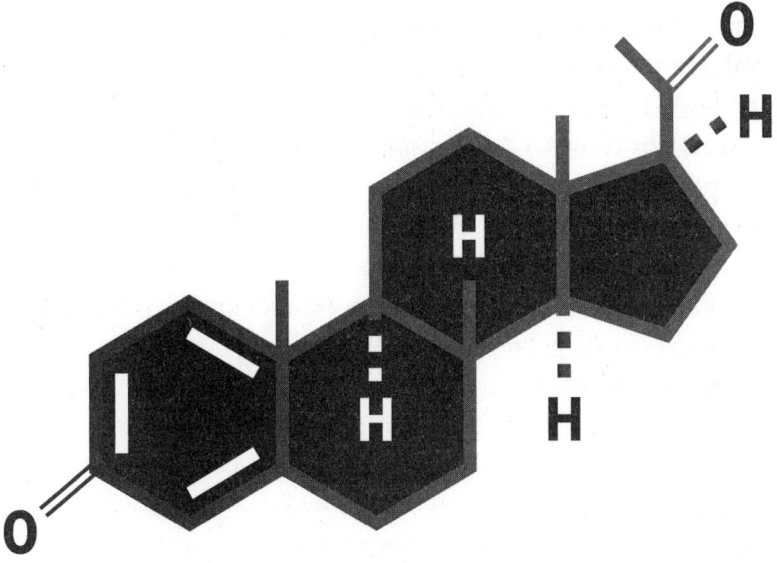

solo contienen extracto de raíz de ñame o su precursor, la diosgenina. No te dejes engañar: estos productos no ofrecen lo que
prometen. El cuerpo humano no es capaz de sintetizar progesterona a partir de la raíz de ñame ni de la diosgenina.

Además, estos productos no están sujetos a normativas estrictas ni a controles de calidad, a diferencia de la progesterona
que se dispensa en las farmacias y que sí cumple con los están-
dares exigidos. En la industria farmacéutica tradicional, es posible obtener progesterona a partir de la diosgenina, pero este
proceso requiere una transformación compleja que solo puede
realizarse en un laboratorio, no en el cuerpo humano.

Así que si buscas un medicamento que contenga progesterona auténtica, asegúrate de que en el envase figure con claridad la palabra: «progesterona». Nada de «raíz de ñame», nada de
«diosgenina», ni ninguno de los múltiples otros gestágenos que
aparecen en pastillas anticonceptivas o en terapias hormonales
combinadas. Lo ideal es que sea «*progesterona micronizada*»: una

forma especialmente diseñada para facilitar su absorción. Viene encapsulada de manera que podría compararse a una envoltura de burbujas protectoras, lo que le permite resistir el paso por el sistema digestivo y ser asimilada con eficacia por el organismo.

Ejemplos de progesterona micronizada:
Progeffik 100 o 200 mg
Utrogestan 100 mg

Mi recomendación ante los síntomas típicos de una deficiencia de progesterona —como el síndrome premenstrual, los trastornos del sueño, la sensación de hinchazón en las extremidades durante la segunda mitad del ciclo o la irritabilidad nocturna— es tomar una cápsula de 100 mg justo antes de acostarse.

Siempre que prescribo estradiol, incluyo también la progesterona en la receta, incluso cuando los únicos síntomas son los sofocos y el estado de ánimo se mantiene estable. La razón es clara: el estradiol estimula el endometrio, es decir, el revestimiento del útero, y este no debe activarse sin la presencia de su contraparte hormonal, la progesterona. La revisión del tratamiento se lleva a cabo, también en este caso, pasadas entre seis y ocho semanas. Más adelante en el libro explicaré en detalle los aspectos específicos de esta terapia.

 ## Desmontando mitos

Sola frente a los evangelistas de la progesterona

En ciertos sectores de la medicina alternativa existen corrientes que afirman que la progesterona, por sí sola, basta para aliviar todos los síntomas de la menopausia. Algunos llegan incluso a sostener que ofrece una protección superior al estrógeno frente a la osteoporosis. Con un entusiasmo casi religioso, atribuyen al déficit de progesterona prácticamente cualquier malestar.

Estas afirmaciones carecen de base científica y no tienen justificación médica. Con frecuencia, además, recomiendan el uso de cremas de progesterona que debes adquirir por tu cuenta, a pesar de que se sabe que la absorción cutánea no es suficiente para alcanzar efectos terapéuticos significativos.

No dejes que estos evangelistas de la progesterona te confundan: la clave está en encontrar la combinación hormonal adecuada para cada mujer.

Testosterona

La testosterona, como ya sabemos, también desempeña un papel fundamental en la salud de las mujeres, y su carencia no solo se manifiesta en una libido baja. Una deficiencia de esta hormona puede manifestarse a través de dolores musculares y articulares, falta de iniciativa, estados depresivos e incluso retraimiento social.

Entre las tres principales hormonas, la testosterona es, sin duda, la más difícil de investigar. ¿Por qué? A diferencia del estradiol, el estriol y la progesterona, existen aún muy pocos estudios científicos centrados en el papel que desempeña la testosterona en el organismo femenino. Yo misma he rastreado a fondo las grandes bases de datos internacionales y realizado decenas de búsquedas en Google, y sigo sin comprender por qué existen dos rangos de «normalidad» tan distintos para los niveles de testosterona en mujeres: ¿por qué durante la juventud y la veintena se considera perfectamente saludable un nivel alto, y por qué, de pronto, en la postmenopausia, se acepta como adecuado un valor mucho más bajo?

En los informes de laboratorio, los valores bajos de testosterona suelen aparecer acompañados por una nota que indica que son «típicos de la edad». Sin embargo, eso no significa —al menos desde mi perspectiva— que deban aceptarse sin más.

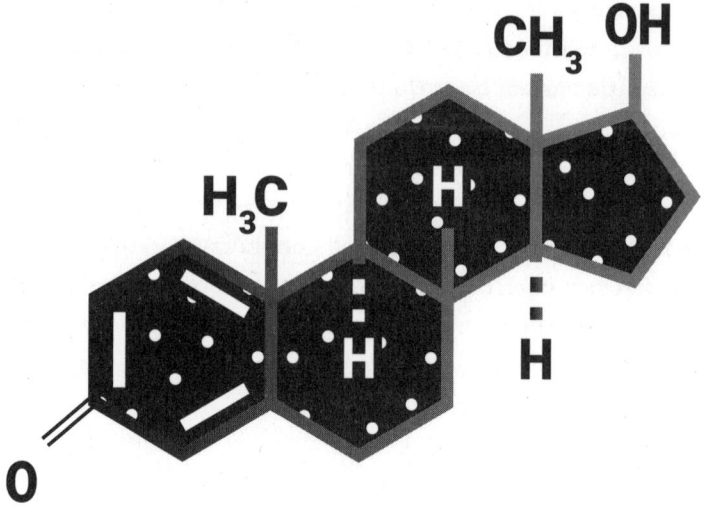

También existen valores de referencia para la presión arterial, y ningún médico se abstiene de tratar una hipertensión solo porque sea «normal» en personas mayores.

Durante mis investigaciones, di con una declaración de la *Endocrine Society* de Estados Unidos que decía lo siguiente: «Seguimos desaconsejando el diagnóstico de un síndrome de deficiencia androgénica en mujeres sanas, ya que no se ha definido con claridad un cuadro clínico concreto ni existen datos que establezcan una correlación fiable entre los niveles de andrógenos y síntomas o signos específicos».

En otras palabras, la sociedad estadounidense de endocrinología desaconseja, por el momento, diagnosticar una deficiencia de testosterona en mujeres, ya que no se ha definido un cuadro clínico claro ni existen valores de referencia estandarizados. Sin embargo, esta falta de criterios no obedece a un consenso científico, sino a la ausencia de investigación rigurosa y datos fiables sobre el tema. Y nada indica que esta situación vaya a cambiar a corto plazo, pues ningún organismo parece dispuesto a financiar investigaciones en ese campo.

Así, la decisión sobre el reemplazo de testosterona queda, por ahora, en manos del criterio clínico de los médicos que, día tras día, atienden a mujeres que llegan a su consulta en busca de respuestas. Muy revelador todo.

Lo que la *Endocrine Society* sí respalda es el uso de testosterona en casos de deseo sexual hipoactivo. No como una herramienta para mejorar el bienestar general, sino con el objetivo de favorecer una vida sexual plena y satisfactoria. Asimismo, recomienda suspender el tratamiento si no se observa mejoría al cabo de seis meses, y realizar controles periódicos —también semestrales— para vigilar la aparición de posibles efectos secundarios no deseados, como el crecimiento de vello facial.[44]

Hablando de vello facial, conviene desmontar cuanto antes un mito bastante extendido. En todos los prospectos de preparados con testosterona se advierte que, si una mujer los utiliza de forma continuada, debe estar atenta a posibles signos de virilización, como el cambio en el timbre de la voz o la aparición de vello en el pecho. Sin embargo, esos efectos son poco probables si, por un lado, no se emplea el medicamento según las pautas indicadas para pacientes masculinos y, por otro, se mantiene a un nivel saludable de estrógenos. Esto lo saben muy bien todos los hombres trans a quienes se les asignó el sexo femenino al nacer y que toman hormonas para realizar su transición. No basta con aplicarse un poco de gel de testosterona en la piel para conseguir el ansiado vello en el pecho. Para que eso ocurra, es necesario suprimir los estrógenos y administrar inyecciones de testosterona en dosis altas durante meses.

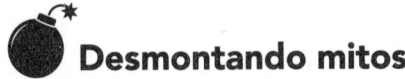

Desmontando mitos

Si se sustituye la testosterona con moderación, ¡no sale barba!

Cuando existen indicios de un déficit de testosterona —incluso si los análisis muestran valores «normales para la edad»—, opto por recetar testosterona. Sin embargo, solo hay preparados formulados para hombres, ya que el mundo farmacéutico, ante la falta de datos concluyentes, se muestra reacio a desarrollar productos específicos para mujeres. Por ello, lamentablemente, no disponemos de opciones adaptadas y debo recurrir a los preparados masculinos. El más común es:

- Testogel

... y, por ahora, eso es todo lo que tenemos.

Este gel no está cubierto por los seguros públicos de salud. Su uso en mujeres se considera *off-label*, es decir, fuera de las indicaciones oficiales para las que fue aprobado. Aunque el médico puede prescribirlo bajo su responsabilidad, debe hacerlo mediante receta privada y explicando detalladamente la situación a la paciente. En cuanto a los seguros privados, no siempre reembolsan el tratamiento con testosterona; suele depender de una valoración individual en cada caso.

También existen farmacias especializadas que preparan geles y cremas a medida, siguiendo una receta personalizada. Sin embargo, ajustar la dosis con precisión puede resultar complicado en estos casos. Además, es frecuente que haya que esperar varios días hasta que el preparado esté listo, ya que una formulación individualizada requiere tiempo y, naturalmente, tiene un coste. En la mayoría de los casos, no obstante, es perfectamente posible utilizar los geles para hombres, simplemente hay que dosificarlos con más cuidado: yo recomiendo empezar con una quinta parte de la dosis diaria de un hombre y, luego, controlar los valores en sangre a las seis u ocho semanas.

¡Los mejores resultados —y las pacientes más satisfechas— los observo cuando los valores de testosterona se sitúan en el rango alto dentro de la normalidad!

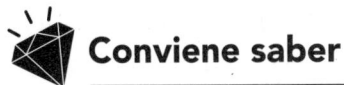 **Conviene saber**

A menudo me preguntan: «Pero, ¿qué pasa con el DHEA?».

El DHEA es una sustancia que, en los últimos diez años, ha ganado cierta popularidad en Alemania como apoyo hormonal durante la perimenopausia. Al principio muchas mujeres lo adquirían en Estados Unidos o lo encargaban por internet; hoy en día también se puede conseguir en farmacias especializadas dentro de Alemania.

El DHEA es una hormona precursora de los estrógenos y la testosterona presente de forma natural en nuestro organismo; podría compararse con un modelo base de automóvil, como un prototipo de Volkswagen que, según la dirección que tome el proceso, puede convertirse en un Golf o en un Polo. De acuerdo con la vía hormonal que se active, el cuerpo transformará esta sustancia en estrógenos o en testosterona. Sin embargo, no es posible determinar ni controlar cuál de estas dos hormonas se producirá tras la administración de DHEA, e incluso cabe la posibilidad de que no se genere ninguna. Muchas mujeres afirman experimentar una mejoría en los síntomas de la menopausia al tomar DHEA, aunque este efecto dista mucho de ser universal.

Durante la juventud, los niveles de DHEA en el organismo son elevados, pero con los años tienden a disminuir de forma natural. Esta caída progresiva ha llevado a asociar la DHEA con la energía, la vitalidad y la fortaleza propias de la juventud. Algunos estudios han demostrado que posee efectos beneficiosos a nivel molecular sobre el sistema inmunológico; no obstante, la evidencia científica actual aún no es lo suficientemente sólida como para confirmar su eficacia real de manera concluyente.

¿La recomiendo? A decir verdad, no del todo. Los resultados, por el momento, no me resultan lo bastante convincentes.

Mi recomendación es que no te apresures a tomar DHEA. Antes de optar por esta vía incierta, es mucho más sensato recurrir directamente a las hormonas que tu cuerpo realmente necesita para recuperar el equilibrio, sentirte bien y preservar tu salud. O, dicho de forma más gráfica: si lo que quieres es un Golf, compra un Golf; no te quedes con el prototipo.

Con todo lo que sabemos sobre la terapia de reemplazo hormonal bioidéntica, hay algunas reglas que debemos tener en cuenta:

1. Como ya sabemos, el estrógeno y la testosterona deben administrarse a través de la piel. La única excepción es la progesterona, que requiere tomarse por vía oral, ya que no se absorbe en cantidades suficientes por vía transdérmica. Por ello, es preferible evitar las cremas de progesterona.

2. Es fundamental realizar controles regulares de los niveles hormonales en sangre con tu ginecólogo, así como chequeos médicos y conversaciones de seguimiento. Al comienzo, estos controles deben llevarse a cabo cada tres meses; más adelante, pueden espaciarse hasta cada seis.

3. La terapia de reemplazo hormonal bioidéntica está contraindicada en casos de cáncer de mama sensible a las hormonas femeninas, ya que el uso de estrógenos y progesterona puede estimular el crecimiento de células tumorales preexistentes.

4. Esta terapia tampoco está indicada cuando existen enfermedades cardiovasculares, especialmente si hay antecedentes de infarto, accidentes cerebrovasculares o una hipertensión arterial que resulta difícil de controlar.

5. Es fundamental no retrasar demasiado el inicio del tratamiento. La ventana dorada corresponde al periodo que abarca la perimenopausia y los seis a diez años posteriores a la última menstruación. Si en ese intervalo ya han

aparecido enfermedades como la diabetes o la hipertensión, no se aconseja comenzar una terapia con hormonas bioidénticas. Ahora profundizaremos en esa etapa clave de la mediana edad conocida como la ventana dorada.

La ventana dorada

Una de las reglas más importantes —y también uno de los secretos mejor guardados— es que la terapia hormonal no puede iniciarse en cualquier momento. Diversos estudios, demasiados para enumerarlos aquí, han demostrado que existe un periodo óptimo para iniciar el reemplazo hormonal. A este intervalo se lo conoce como la ventana dorada. Quienes comienzan el tratamiento con hormonas naturales durante esta fase logran prevenir afecciones como la sequedad vaginal, la incontinencia urinaria, las enfermedades cardiovasculares, la osteoporosis o la demencia. Es muy probable que también se reduzca el riesgo de otras patologías que, aunque se mencionan con menos frecuencia, encuentran un terreno propicio en la carencia hormonal. Entre ellas se incluyen la diabetes tipo 2, el liquen escleroso, la depresión, la artrosis o el reuma.

Si observamos la línea temporal en la vida de una mujer, podemos distinguir cuatro etapas diferentes que resultan especialmente relevantes en este contexto:

Durante la premenopausia —una etapa que suele comenzar alrededor de los 35 años— pueden empezar a manifestarse los primeros indicios de desgaste en el organismo. En la mayoría de los casos, el cuerpo todavía es capaz de contrarrestar estos desequilibrios con relativa eficacia, razón por la cual se considera una condición subclínica. Un ejemplo de ello podría ser una disfunción hepática leve, originada por el uso de ciertos medicamentos o como consecuencia de enfermedades anteriores. Sin embargo, no todas las mujeres la presentan y, cuando aparece, suele ser tan sutil que pasa desapercibida.

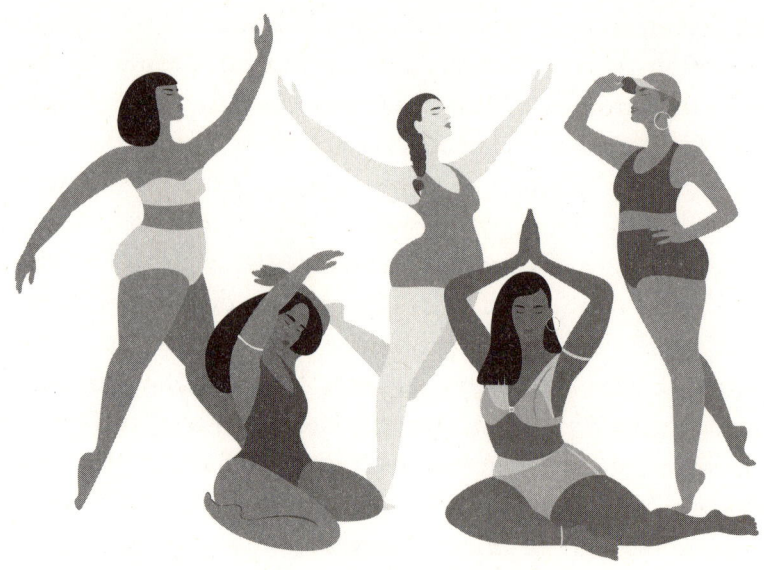

A lo largo de la perimenopausia, cuando las hormonas empiezan a fluctuar, muchas mujeres notan por primera vez una ligera hipertensión o el desarrollo incipiente de una enfermedad autoinmune, como la tiroiditis de Hashimoto, que suele avanzar de forma lenta y silenciosa. Con la disminución progresiva de las hormonas —como ya se ha visto—, aumenta la aparición de diversas enfermedades. Cuando se alcanza este punto, inevitablemente los caminos se bifurcan: algunas mujeres eligen comenzar una terapia de reemplazo hormonal, mientras que otras prefieren seguir adelante sin recurrir a ella. Para este segundo grupo, el trayecto se encamina hacia una tercera etapa.

Tras la llegada de la postmenopausia y ausencia de estrógenos y otras hormonas, las placas ateroscleróticas continúan acumulándose, los vasos sanguíneos pierden flexibilidad, las articulaciones comienzan a deteriorarse y pueden aparecer los primeros signos de incontinencia. A partir de aquí las dolencias iniciales dejan de ser imperceptibles y comienzan a revelarse con mayor claridad: una presión arterial discretamente elevada, un ligero exceso de glucosa en sangre, las primeras huellas de artrosis en las articulaciones… un conjunto de señales que, con demasiada frecuencia, se despachan con esa fórmula imprecisa y conformista que resume todo en «cosas de la edad».

Diez años después de la menopausia, comienza la cuarta etapa: la senilidad. Es un periodo en el que los signos del envejecimiento se vuelven más evidentes, y se convive con los achaques propios de la edad… si la suerte está de tu lado. Porque si no lo está, tal vez no se trate ya de simples molestias, sino de enfermedades que marcan un antes y un después: artrosis de cadera, diabetes, insuficiencia cardiaca, retención de líquidos en los pulmones, osteoporosis, hipertensión… Todo esto puede dificultar tu vida diaria y limitar tu autonomía. Y cuando la salud se debilita aún más, dolencias como la demencia o los accidentes cerebrovasculares pueden volver inevitable la necesidad de vivir en una residencia, bajo cuidados permanentes.

El momento más propicio para iniciar una terapia hormonal bien planteada —la llamada ventana dorada— coincide con el comienzo de la perimenopausia. Dicho de otro modo: en cuanto tus ciclos menstruales se vuelvan irregulares y empiecen a aparecer síntomas como el insomnio, ya es un buen momento para considerar el inicio del tratamiento. Y si hace tiempo que no menstrúas y los sofocos han comenzado, entonces estás, sin duda, en el momento justo para hacerlo. No solo notarás una mejoría significativa en tu bienestar, sino que también estarás protegiéndote de forma eficaz frente a diversas enfermedades relacionadas con el envejecimiento.

¿Cuándo se cierra la ventana? Si gozas de buena salud, puedes iniciar la terapia hormonal hasta diez años después de tu última menstruación. Es decir, siempre que no padezcas enfermedades cardíacas, hipertensión, obesidad significativa, diabetes o alteraciones en los niveles de lípidos. Si estas condiciones no se cumplen, el límite habitual para comenzar el tratamiento suele situarse en torno a los seis años posteriores a la menopausia.

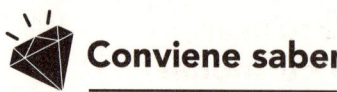 **Conviene saber**

La ventana dorada tiene su inicio en la perimenopausia y se extiende, según el estado de salud, hasta seis o diez años después de la última menstruación.

Una vez transcurrido ese periodo, no es aconsejable iniciar una terapia hormonal, ya que el envejecimiento vascular incrementa el riesgo de trombosis, infarto o ictus.

Por supuesto, cada caso debe evaluarse de forma individual, pero cuando la ventana se ha cerrado por cuestión de edad, lo más prudente es no comenzar el tratamiento.

El momento ideal para hacerlo es mientras se goza de buena salud, ya que solo entonces se dan las condiciones óptimas para preservar el bienestar a largo plazo.

 En resumen

1. El momento adecuado para iniciar una terapia hormonal coincide con la llamada ventana dorada, que se extiende desde la perimenopausia hasta, como máximo, diez años después de la última menstruación. Superado ese plazo, el inicio del tratamiento ya no suele recomendarse.

2. Si ya hay signos de enfermedades relacionadas con la edad, el plazo para iniciar la terapia hormonal se reduce: la ventana se limita a los seis años posteriores a la menopausia.

3. Comenzar la terapia hormonal durante la perimenopausia ofrece una valiosa protección frente a muchas de las enfermedades vinculadas al envejecimiento.

La amenaza silenciosa: cáncer de mama y hormonas

El debate en torno a la terapia hormonal sustitutiva suele estar cargado de emociones, y a las personas legas les faltan fuentes de información realmente fiables. El fantasma del cáncer de mama —ya sea una amenaza real o no— ronda por nuestras mentes y recorre internet en forma de historias de horror protagonizadas por mujeres que intentaron aliviar sus molestias con hormonas y acabaron perdiendo un pecho... y, más tarde, la vida.

Sin datos claros y bien fundamentados, es fácil sentirse desorientada y desperdiciar un tiempo valioso —incluso dejar pasar la propia ventana dorada— probando alternativas de escasa eficacia o recurriendo a remedios potencialmente nocivos con tal de evitar, a toda costa, el uso de hormonas. Pero nada de eso soluciona el problema: el déficit hormonal permanece... y, tarde o temprano, pasa factura.

 Conviene saber

> No se trata solo de calmar los sofocos, porque estos no son el problema, sino el síntoma. Son la forma en que el cuerpo avisa de que algo ha comenzado a cambiar. Tal vez logres suavizarlos con métodos alternativos, o incluso desaparezcan por un tiempo... pero eso no elimina la causa. Solo apaga la señal que advertía del desequilibrio.

Para poder tomar una decisión bien fundamentada, es imprescindible contar con toda la información. Tampoco sirve que una médica te imponga una terapia hormonal que no entiendes o en la que no confías plenamente. Si decides comenzar con el tratamiento, no deberías hacerlo con miedo ni con dudas, como si dejaras a tus hijos con Woody Allen o te mudaras al sótano de P. Diddy.

Por eso, vamos a distinguir juntas los hechos de los bulos.

Para hablar de cáncer de mama y hormonas, primero hay que mirar atrás. Yo seré tu guía, el espíritu de las menopausias pasadas, como en *Cuento de Navidad,* y te invito a viajar conmigo a los años noventa en Estados Unidos. Kurt Cobain cantaba sobre el espíritu adolescente, los primeros y enormes móviles de Nokia irrumpían en el mercado y costaban una fortuna, y Bill Clinton, con la cara roja como un tomate, aseguraba en televisión: «No he tenido relaciones sexuales con Monica Lewinsky».

En el mundo anglosajón, la terapia hormonal se celebraba como una medida preventiva que toda mujer debía seguir. De hecho, más del 40 por ciento de las estadounidenses postmenopáusicas recibían tratamiento hormonal sintético, tuvieran síntomas o no.

Los datos eran sólidos y procedían de fuentes fiables: los estrógenos sintéticos parecían ofrecer una protección eficaz contra los infartos. Este respaldo científico alentó a los médicos a recetar lo que pronto se conoció como el «elixir de la juventud» a prácticamente todas sus pacientes. Y cuando, por si fuera poco, la FDA —la Agencia Estadounidense del Medicamento— autorizó su uso como medida preventiva contra la osteoporosis, la industria farmacéutica vivió una época de esplendor y obtuvo beneficios millonarios. Y lo cierto es que muchas mujeres se sentían realmente bien con la terapia hormonal: dormían mejor, trabajaban con más energía y volvían a disfrutar de una vida sexual plena. En las listas de fármacos más recetados de Estados Unidos destacaban con fuerza dos nombres convertidos en superventas: Prempro y Premarin.

El **Prempro** está compuesto por estrógenos conjugados, principalmente sulfato de estrona (aproximadamente un 70 por ciento), sulfato de equilina (alrededor de un 20 por ciento) y sulfato de 17-alfa-dihidroequilina. Estos estrógenos conjugados se obtienen a partir de la orina de yeguas preñadas. A esta combinación se le añade un gestágeno sintético llamado medroxiprogesterona. Su estructura química se asemeja tan poco a la de la progesterona natural como un zombi a un ser humano, así que, si te parece bien, querida lectora, desde ahora lo llamaré el «gestágeno zombi». Su equivalente en Alemania es el **Presomen Conti**.

El **Premarin** también contiene estrógenos equinos extraídos de la orina de yeguas, de donde proviene su nombre *(pregnant **mares** urine*, 'orina de yeguas preñadas'). No puede decirse que la industria farmacéutica tratara de ocultar el origen de su principio activo; por el contrario, lo dejó claro desde el primer momento.

La diferencia entre Prempro y Premarin es que este último no incorporaba ningún tipo de gestágeno, ni «zombi» ni de ninguna otra índole.

Los estrógenos equinos se obtenían mediante un procedimiento que, aunque común en la ganadería intensiva, resultaba profundamente cruel para cualquiera que sintiera respeto o afecto por los caballos. Las yeguas eran forzadas a permanecer en un estado de gestación continua, confinadas en estrechas jaulas, con un catéter permanentemente instalado en la vejiga. El embarazo inducía la excreción de grandes cantidades de estrógenos a través de la orina, que luego se recogía y transformaba en comprimidos.

Aunque la suerte de aquellas yeguas fuera lamentable, las mujeres humanas parecían salir ganando: los sofocos remitían, se sentían más jóvenes, más vitales. En el ámbito científico se daba por hecho que la terapia hormonal sustitutiva no solo aliviaba los síntomas conocidos de la menopausia, sino que además ofrecía una protección frente a enfermedades cardiovasculares, como infartos o ictus. A partir de ahí, se formuló la hipótesis de que incluso las mujeres de mayor edad —aunque ya no presentaran síntomas o jamás los hubieran tenido— podían beneficiarse de este tratamiento.

Por eso, a comienzos de la década de 1980 se pusieron en marcha dos de los estudios más célebres sobre la terapia hormonal, que concluyeron en 1994: la iniciativa conocida como *Women's Health Initiative,* o simplemente *WHI 1* y *WHI 2.* En el primero participaron 16 808 mujeres con una edad media de 62 años. Aproximadamente la mitad —en concreto, 8506— recibió Prempro, una combinación de estrógenos equinos más gestágeno zombi. Otras 8106 recibieron un placebo, es decir, una pastilla sin principio activo.

En 2002 se publicaron los resultados del primer estudio. En el grupo que tomó Prempro se descubrió que, por cada 1000 participantes, de promedio:

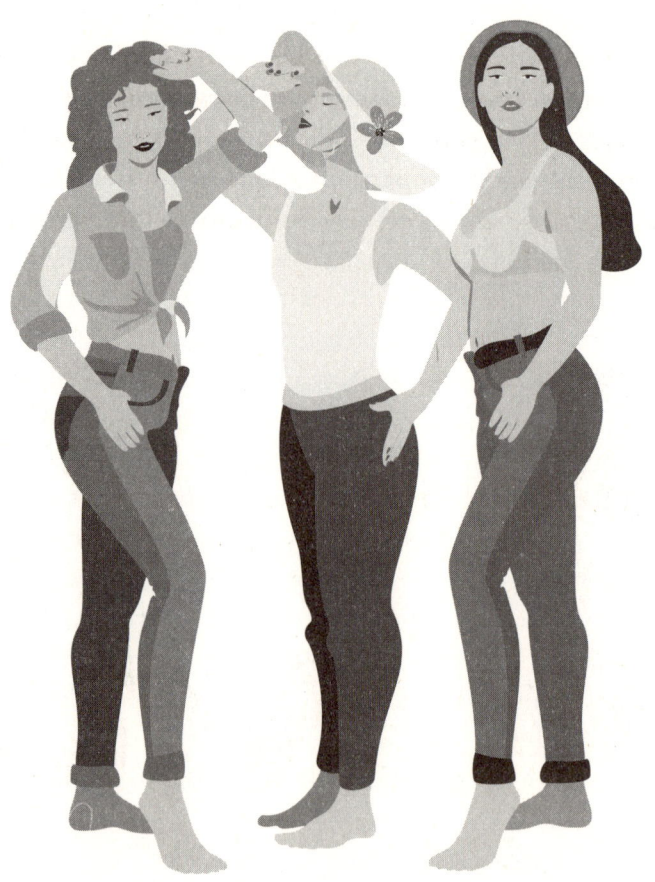

No reemplace las hormonas naturales por…

- 2,5 mujeres más sufrieron un infarto de miocardio,
- 2,5 mujeres más sufrieron un ictus,
- 5 mujeres más desarrollaron una trombosis,
- 3 mujeres más enfermaron de cáncer de mama que en el grupo placebo.

No obstante, también se identificaron ciertos beneficios asociados al tratamiento hormonal en el grupo que tomó Prempro:

- 12 mujeres menos sufrieron fracturas óseas,
- 0,5 mujeres menos padecieron cáncer de colon, y
- 5,5 mujeres menos desarrollaron diabetes.

Los resultados inclinaron la balanza hacia el lado de los riesgos, que superaban claramente los beneficios para este grupo de mujeres, y por ello el estudio fue suspendido antes de lo previsto. En lugar de proteger la salud cardiovascular, la terapia hormonal se asoció con un aumento —aunque modera-

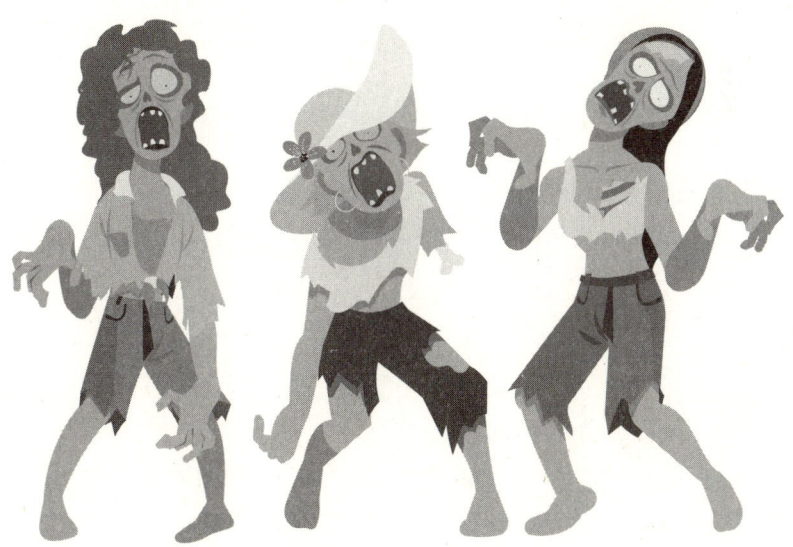

¡… hormonas zombis!

do— del riesgo de infarto de miocardio, trombosis y cáncer de mama. La investigación se interrumpió en seco, y a partir de ese momento la terapia hormonal dejó de considerarse una opción segura. La noticia sacudió al mundo. La reputación de Prempro cayó en picado, con la misma rapidez y estruendo que la del Rey del Pop. En Alemania, la revista médica *Deutsches Ärzteblatt* lo resumió con un titular que no dejaba lugar a dudas: «Fin de una leyenda».

La euforia que había perdurado durante años se transformó en una desconfianza generalizada, no solo hacia los médicos y la industria farmacéutica, sino también hacia la FDA. Las prescripciones se desplomaron, y millones de mujeres volvieron a padecer los síntomas del climaterio, incluso aquellas que habrían querido continuar con su tratamiento. Desde el ámbito médico se alcanzó un consenso: a partir de entonces, las hormonas artificiales solo se recetarían con extrema cautela o, en lo posible, no se recetarían en absoluto. Mejor era evitar riesgos, dormir tranquilos por la noche y no tener que enfrentarse a reclamaciones ni abogados al acecho.

Quien aún se atrevía a prescribir estrógenos u otras hormonas, debía —a pesar de la confianza inicial de la paciente— ofrecer de inmediato una detallada justificación del tratamiento, lo que suponía una carga de trabajo añadida para unas consultas ya de por sí desbordadas. Y así continúa siendo hoy en día, probablemente en consultas médicas de todo el mundo. Desde entonces, millones de mujeres arrastran las consecuencias de aquel único estudio, pues tanto sus médicos como ellas mismas —o ambos a la vez— desconfían de los tratamientos hormonales.

Desmontando mitos

¡Es importante saber que las advertencias que vemos en los prospectos no se basan en experiencias reales! Están redactadas con asesoramiento legal para proteger a las farmacéuticas frente a posibles demandas millonarias. Por eso enumeran cualquier efecto que haya sido observado alguna vez, junto con todo aquello que, aunque solo sea una posibilidad teórica, podría llegar a suceder, incluso si jamás ha ocurrido en décadas de uso.

Mi consejo: si algo te preocupa, consulta con tu médico o médica y no dudes en arrojar el prospecto al contenedor de reciclaje de papel, porque su contenido no refleja la realidad.

La última consecuencia y, desde mi perspectiva, la más trágica de la WHI 1 fue el notable descenso del interés por la terapia hormonal. La carencia hormonal, la menopausia… apenas ocupan un lugar en la formación de los estudiantes de Medicina, y muchos ginecólogos que ejercen en grandes hospitales universitarios lo consideran un asunto menor.

Si la explosión de la WHI 1 no nos hubiera dejado ensordecidos durante dos años, en 2004 muchos habrían recibido con asombro los resultados de la segunda *Women's Health Initiative*, la denominada WHI 2. Pero, lamentablemente, esos hallazgos quedaron sepultados bajo los escombros del primer estudio.

Y, sin embargo, estos datos representan una prueba sólida que volvió a replantear toda la discusión. Esta información, clave para entender la terapia hormonal, se desvaneció del discurso general, como si nunca hubiera existido. Pero nosotras, querida lectora, vamos a recuperarla aquí y ahora. Presta atención:

En la WHI 2 participaron 10737 mujeres. La mitad, que no tenía útero, recibió Premarin —estrógenos equinos sin el añadido del gestágeno zombi—. La otra mitad recibió un placebo. Estos fueron los resultados:

En el grupo tratado con Premarin, compuesto por 5310 mujeres, por cada 1000 participantes se observó lo siguiente:

- 5,5 casos menos de cardiopatía coronaria (en la WHI 1: 2,5 más),
- 0,5 casos menos de ictus (en la WHI 1: 2,5 más),
- 2,5 casos menos de cáncer de mama (en la WHI 1: 3 más),
- 1,5 casos menos de cáncer de colon (en la WHI 1: 0,5 menos),
- 8,0 fracturas óseas menos (en la WHI 1: 12 menos),
- 13 casos menos de diabetes (en la WHI 1: 5,5 menos).

Las mujeres del grupo tratado con Premarin se encontraban, en conjunto, en mejor estado que las del grupo placebo, e incluso que las participantes del estudio WHI 1. El estrógeno equino, administrado como único principio activo, parecía ofrecer más ventajas que no tomar nada, al menos según los resultados de este estudio, y resultaba claramente más beneficioso que combinado con el «gestágeno zombi». Las mujeres que solo habían tomado estrógeno equino estaban más protegidas frente a enfermedades cardiovasculares. Y —esto es especialmente relevante—, al analizar los datos según los distintos grupos de edad, se descubrió que el estrógeno ejercía un efecto protector más marcado en las mujeres más jóvenes, concretamente en aquellas que, dentro del grupo Premarin, tenían entre 50 y 59 años. En coherencia con esa protección vascular, también se registró una menor incidencia de ictus. Además, el riesgo de cáncer de mama se reducía, lo que apunta al gestágeno zombi como principal sospechoso de haber fomentado el desarrollo de este tipo de cáncer en el estudio WHI 1.

El diablo, desde luego, está en los detalles. Esto es algo que se sabe en los círculos especializados, entre colegas dedicados a la medicina de la menopausia. Pese a los esfuerzos realizados, los autores del estudio WHI 1 no lograron revertir la confusión derivada de la interpretación incorrecta de sus resultados ni mitigar sus consecuencias negativas. El interés de la comunidad médica respecto a la menopausia se mantiene significativamente bajo, lo que implica que millones de mujeres en todo el mundo experimentan esta etapa sin recibir tratamiento ni acompañamiento médico adecuados.

Muchas mujeres siguen padeciendo secuelas que podrían haberse evitado con un uso adecuado de la medicina. La mayoría de las fracturas de cadera en mujeres mayores —sí, la gran mayoría— se habrían podido prevenir con una terapia hormonal sustitutiva iniciada a tiempo. Incontables problemas cardíacos y cuadros de depresión, pérdidas de memoria y de vitalidad, sin mencionar matrimonios rotos y una autoestima por los suelos, podrían haberse evitado si a esas mujeres se les hubiera ofrecido una alternativa razonable. Por supuesto, en ambos bandos hay tanto detractores como entusiastas.

Quienes cuestionan el estudio WHI 1 sostienen que el riesgo de cáncer de mama fue presentado de forma alarmista, debido al uso de un análisis estadístico complejo. También señalan que las mujeres incluidas eran demasiado mayores para iniciar una terapia hormonal, ya que la edad media de las participantes rondaba los 62 años. Teniendo en cuenta los conocimientos actuales, esa edad se considera tardía. La ventana dorada, como hemos visto anteriormente, se abre durante la perimenopausia y se cierra, como muy tarde, una década después de la última menstruación.

Hoy sabemos que una terapia hormonal bien diseñada debe iniciarse en un organismo aún sano, mientras la ventana permanece abierta, y no cuando ya han aparecido daños vasculares provocados por las primeras placas ateroscleróticas. Si se administra estrógeno —de cualquier tipo— una vez formadas estas placas, existe el riesgo de que se desprendan y desencadenen una embolia o un accidente cerebrovascular.

Por otro lado, en ninguno de los dos estudios se excluyó a mujeres con antecedentes familiares de cáncer de mama ni a aquellas con factores de riesgo elevados. Lo cierto es que muchas de las participantes presentaban afecciones como diabetes, sobrepeso, hipertensión o un estilo de vida sedentario. En el caso de una mujer estadounidense de 60 años con exceso de peso, ese perfil resulta casi habitual: más del 34 por ciento de las participantes tenía un índice de masa corporal superior a 30.

Las malas noticias venden

Por desgracia, este fenómeno se ha vuelto habitual: investigadores vinculados con alguna universidad —que no siempre son médicos, y mucho menos ginecólogos— emprenden estudios documentales en los que agrupan sin distinción todos los tipos de estrógenos y gestágenos, ya sean artificiales, de origen animal o humano, y se dedican a revisar los estudios disponibles en grandes bases de datos.

Poco después, los medios de comunicación difunden los resultados, y en cuestión de horas circulan noticias alarmistas —especialmente en el entorno digital, donde la competencia por clics y visitas es feroz— con titulares que, incluso en portales supuestamente serios, proclaman: «Las hormonas provocan cáncer». Esta distorsión constante de los hechos me resulta profundamente irritante.

Esa desinformación no solo siembra confusión entre las lectoras, sino también entre médicos de distintas especialidades, que, frente a cada caso particular, ya no saben cómo orientar adecuadamente a sus pacientes.

Pero ahora tú estás mucho mejor informada. De hecho, sabes tanto como yo, así que puedo darte la clave para interpretar este tipo de noticias. Aquí la tienes: la mayoría de los estudios se realizaron con estrógenos equinos, no con beta estradiol transdérmico, y casi todos emplearon gestágenos sintéticos obsoletos —los llamados gestágenos zombi— en lugar de progesterona natural.

Un ejemplo reciente y revelador es un metaanálisis procedente de Inglaterra: un análisis de 58 estudios sobre hormonas y cáncer de mama, publicado en 2019 por la prestigiosa revista *The Lancet*. Su conclusión principal fue que las hormonas aumentan el riesgo de cáncer, ya que, sin tratamiento hormonal, 6,3 de cada 100 mujeres desarrollarían cáncer de mama, mientras que con tratamiento la cifra ascendería a 8,3. En el caso de los estrógenos equinos administrados en solitario, el riesgo apenas subía: de 6,3 a 6,8 por cada 100 mujeres.

Los autores de ese estudio aseguran que no existe diferencia alguna entre el uso de progesterona bioidéntica y los llamados gestágenos zombi. Sin embargo, citan como ejemplo un estudio en el que la progesterona bioidéntica no muestra ningún aumento en el riesgo de cáncer de mama. Este dato crucial, no obstante, queda enterrado entre la avalancha de estudios mencionados, muchos de los cuales se remontan a la década de 1990, cuando las hormonas bioidénticas aún eran una novedad incipiente.

Por ello, la gran mayoría de estudios y estadísticas disponibles se basan en el uso de los sospechosos habituales: estrógenos equinos y gestágenos zombi.

 ## Desmontando mitos

Las terapias hormonales que los medios califican de peligrosas no son las que se recetan en la actualidad, sino combinaciones antiguas que no incluían hormonas bioidénticas.

¿Por qué ocurre esto? Porque, en general, cuanto mayor es el número de participantes en un estudio, mayor es su credibilidad. Muchos de los estudios de mayor envergadura se han realizado en Estados Unidos, cuya gran población permite reunir, en poco tiempo, un número considerable de participantes. Sin embargo, durante años, las hormonas bioidénticas fueron vistas como un producto marginal, propio de ambientes alternativos. En la medicina convencional se las consideraba casi al mismo nivel que el cánnabis terapéutico. Estos productos se distribuían a través de canales alternativos, como tiendas naturistas o internet, y no estaban regulados de la misma forma que los estrógenos equinos, por lo que no contaban con la aprobación de la FDA.

Llevar a cabo estudios médicos supone un coste muy elevado y, sin una fuente de financiación considerable —ya provenga del Estado, del ámbito universitario o de la industria farmacéutica—, resulta poco probable que puedan realizarse en Estados Unidos. Por eso, gran parte de la investigación sobre hormonas bioidénticas se ha desarrollado en Europa. En Francia, desde hace años, se consideran un tratamiento estándar y están cubiertas por el sistema de salud pública. En el amplio estudio de cohortes E3N, iniciado en 1990, se realizó un seguimiento a 100 000 mujeres francesas con el fin de identificar diversos factores de riesgo, entre ellos el cáncer de mama. Los resultados no dejaron lugar a dudas: el uso de un gestágeno zombi incrementa significativamente la probabilidad de desarrollar esta enfermedad. Por el contrario, la combinación de estrógenos con progesterona bioidéntica no mostró ningún aumento en el riesgo.[45, 46]

Por su parte, un estudio llevado a cabo en Roma reveló que la combinación de estrógenos con gestágenos zombi favorece la aparición de infartos de miocardio. En cambio, cuando los estrógenos se administran junto con progesterona natural, la tendencia observada es a un efecto protector frente a este tipo de eventos cardiovasculares.[47]

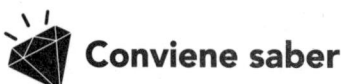 **Conviene saber**

Los gestágenos sintéticos —a los que llamamos gestágenos zombis— aumentan tanto el riesgo de cáncer de mama como el de infarto de miocardio.

En cambio, las hormonas bioidénticas probablemente reducen ambos riesgos: tanto el de cáncer de mama como el de infarto, que es la principal causa de muerte entre las mujeres en Europa.

Cuando leemos datos como estos, resulta inevitable preguntarse por qué los rumores sobre los supuestos riesgos de las hormonas siguen tan arraigados en la sociedad. Por un lado, están las noticias en los medios de comunicación, que sugieren que cualquier tratamiento hormonal conlleva riesgos; la actitud cautelosa de muchos ginecólogos, especialmente los de la vieja escuela, parece seguir esta tendencia.

Por otro lado, los ginecólogos —o al menos la gran mayoría— saben que las hormonas bioidénticas tienen un perfil de riesgo relativamente bajo. Por eso, la mayoría de ginecólogas se prescriben a sí mismas hormonas bioidénticas,[48] y la mayoría de ginecólogos se las prescriben a sus esposas o a otras personas de su entorno familiar.[49]

El problema radica en lo difícil que resulta rebatir la información de un prospecto redactado por abogados, cuyo objetivo principal es proteger los intereses de las grandes farmacéuticas, no necesariamente los de las pacientes.

Hablar de hormonas exige tiempo. Informar con claridad sobre la menopausia también. Y ese tiempo no siempre está disponible en una consulta desbordada de pacientes. Por eso, muchos colegas, incluso aquellos con las mejores intenciones, han terminado por rendirse.

 Desmontando mitos

La mayoría de las ginecólogas (96 por ciento) toman hormonas bioidénticas cuando les llega el momento, y la mayoría de los ginecólogos (98,5 por ciento) se las prescriben a sus esposas.

¿Y qué otros factores aumentan el riesgo de cáncer de mama?

Si todo lo que incrementa significativamente el riesgo de cáncer de mama tuviera que venir acompañado de un prospecto, como ocurre con los preparados hormonales, más de una industria se vendría abajo o, como mínimo, entraría en una grave crisis.

Uno de los factores más frecuentes que contribuyen al cáncer de mama es el **sobrepeso**. Las personas que presentan un índice de masa corporal (IMC) superior a los 25 kg/m² ya muestran un riesgo ligeramente elevado y cuando el IMC supera los 30 kg/m², el riesgo de desarrollar cáncer de mama tras la menopausia se incrementa en torno a un 58 por ciento respecto a alguien con un IMC normal.[50]

La **inactividad física** también eleva el riesgo: quienes no practican deporte tienen un 40 por ciento más de probabilidades de desarrollar cáncer de mama que las personas activas. Si al sobrepeso se le suma una vida sedentaria, el riesgo se multiplica aún más.

El **alcohol** es otro factor frecuente. Quien bebe dos copas de vino al día o más de siete bebidas alcohólicas a la semana duplica su riesgo de padecer cáncer de mama (es decir, un incremento del 100 por ciento respecto a quien no bebe). Además, se sabe que el riesgo puede multiplicarse por siete si, además, se fuma.

Una vez más, para que se os grabe: según el estudio WHI 1, realizado con hormonas de yegua y gestágenos zombi, las participantes tenían un riesgo un 26 por ciento mayor —es decir, 1,26 veces superior— de desarrollar cáncer de mama que el grupo placebo, que no tomó hormonas artificiales.[51] En el estudio WHI 2, en cambio, las participantes tenían incluso un riesgo un 21 por ciento menor de desarrollar cáncer de mama que el grupo placebo.

Si siguiéramos la lógica de nuestra sociedad, cada bolsa de patatas fritas, cada tarrina de helado, cada botella de champán y cada sofá de IKEA debería llevar una advertencia de que su uso o consumo diario favorece el cáncer. Pero no, no pretendo arruinarte una noche entre amigas ni tus domingos de sofá; solo quiero mostrarte que el hecho de que un producto no venga acompañado de un prospecto alarmante no significa, ni mucho menos, que esté exento de riesgos. La diferencia está en que, desde el punto de vista legal, las empresas no asumen responsabilidad alguna por comercializar este tipo de productos. Nadie puede demandar a IKEA ni a Ben & Jerry's por haber pasado años comiendo helado en una mecedora Poäng con reposapiés, en lugar de ir al gimnasio, por haber ganado peso y, con el tiempo, haber desarrollado un cáncer de mama.

Todavía no hay consenso sobre el posible carácter cancerígeno de los desodorantes con aluminio. Se ha detectado la presencia de este metal en tumores mamarios, especialmente en mujeres que utilizan desodorante en grandes cantidades. Sin embargo, no está claro si el aluminio desempeña un papel activo en el desarrollo del cáncer o si, por el contrario, simplemente tiende a acumularse en los tejidos afectados.

Estadística médica: la disciplina reina de los frikis

El universo de las estadísticas médicas puede resultar extraño e incluso desconcertante para quienes no están familiarizados con esta disciplina. Los estadísticos se entusiasman con cifras que, para la mayoría de gente, carecen de significado concreto, y suelen aislar ciertos datos del conjunto para calcular riesgos específicos. El verdadero problema surge cuando estos números se nos presentan sin un manual que nos enseñe a interpretarlos: no sabemos cómo evaluarlos ni qué consecuencias reales tienen en nuestra vida.

Tomemos como ejemplo el concepto de riesgo relativo. Esta medida expresa la probabilidad de desarrollar una enfermedad al adoptar de forma habitual una conducta determinada —denominada conducta X—, en comparación con un valor de referencia conocido como riesgo base, que se establece en 1,0.

A continuación, veamos cómo se calculó el riesgo relativo de padecer cáncer de mama asociado al uso de gestágenos zombi en el estudio WHI 1.

El uso de gestágenos zombi incrementa en un 26 por ciento respecto al riesgo de desarrollar cáncer de mama con respecto al riesgo base, lo que equivale a un riesgo relativo de 1,26. En otras palabras, el riesgo aumenta. Conviene poner esta cifra en contexto y compararla con otros factores de riesgo vinculados al cáncer de mama:

Un índice de masa corporal (IMC) superior a 30 conlleva un riesgo relativo de 1,4.

El estudio CECILE, realizado en Francia, atribuyó al uso de hormonas bioidénticas un riesgo de 0,80. La actividad física practicada de forma regular se asoció a un riesgo de 0,88.

Tanto el ejercicio como las hormonas bioidénticas se sitúan, por tanto, por debajo del riesgo base.

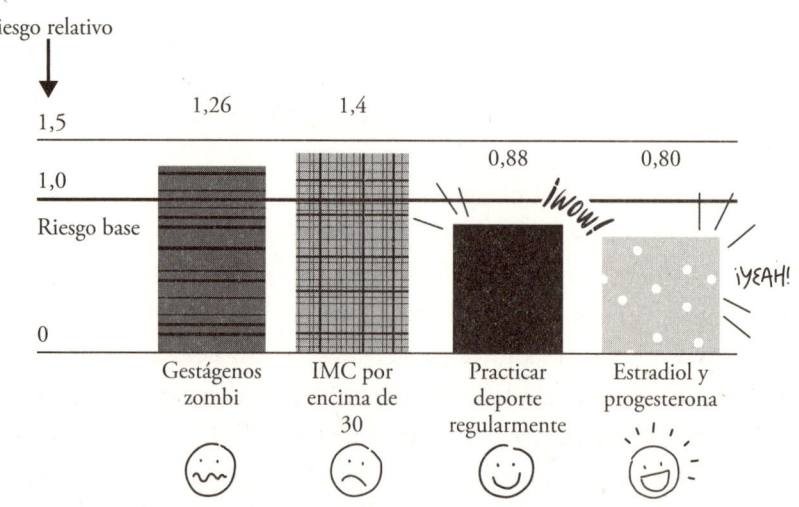

Riesgo de cáncer de mama con la administración de hormonas o con un estilo de vida determinado

Pero ¿qué significan en realidad estos datos? Pensemos, por ejemplo, en un riesgo ampliamente reconocido y visible en las imágenes que acompañan a los paquetes de tabaco en cualquier supermercado: el de desarrollar cáncer de pulmón como consecuencia del tabaquismo.[52]

Desde esta perspectiva, la magnitud de los riesgos relativos asociados al cáncer de mama adquiere un matiz diferente; probablemente sea mucho menor de lo que suele imaginarse.

Otra afirmación que se repite con frecuencia es que toda mujer tiene un 12 por ciento de probabilidades de padecer cáncer de mama a lo largo de su vida, lo que equivale a decir que una de cada ocho mujeres lo desarrollará. Examinemos ahora cómo se calcula esta cifra.

- A los 20 años, el riesgo de padecer cáncer de mama en los siguientes 10 años es de 1 entre 1429, es decir, un 0,07 por ciento.
- A los 30 años, el riesgo es de 1 entre 208, o sea, un 0,5 por ciento.
- A los 40 años, el riesgo es de 1 entre 65, es decir, un 1,5 por ciento.
- A los 50 años, el riesgo es de 1 entre 42, lo que equivale a un 2,4 por ciento.
- A los 60 años, el riesgo es de 1 entre 28, es decir, un 3,5 por ciento.
- A los 70 años, el riesgo es de 1 entre 25, es decir, un 4,1 por ciento.

El riesgo absoluto y acumulado que tiene una mujer de padecer cáncer de mama a lo largo de toda su vida se estima en un 12,07 por ciento. Esta cifra se obtiene al sumar las probabilidades correspondientes a cada tramo de edad: 0,07 + 0,5 + 1,5 + 2,4 + 3,5 + 4,1, lo que equivale a decir que, estadísticamente, una de cada ocho mujeres desarrollará la enfermedad en algún momento de su vida.[53]

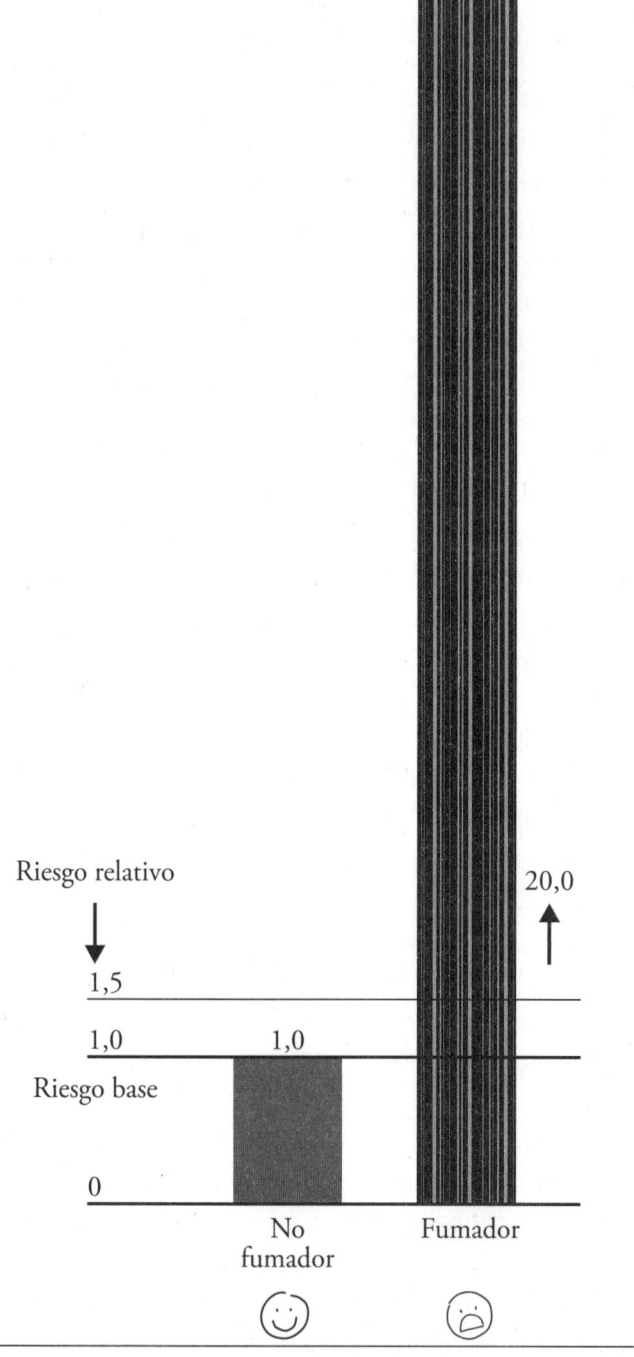

Riesgo de cáncer de pulmón y el tabaco

Ahora bien, este riesgo no se reparte de forma homogénea a lo largo de la vida, sino que representa la suma acumulada hasta los 80 años. No significa que cada día despiertes con una amenaza inminente, como si una espada de Damocles pendiera sobre tu cabeza, temiendo que ese sea el día en que te toque ser la una entre ocho.

Conviene también señalar que, al recopilar los datos, se cometieron errores significativos. El *software* utilizado duplicaba o incluso triplicaba el registro de algunas pacientes, como aquellas que desarrollaban un cáncer de mama y, tras superarlo, lo padecían de nuevo. Además, no se incluyó a los fumadores pasivos que convivían en el mismo hogar, lo que redujo artificialmente el tamaño del grupo considerado libre de riesgo.

Con esto no pretendo en absoluto restar gravedad al cáncer de mama, ni minimizar sus riesgos; nada más lejos de mi intención. Lo que busco es mostrar, a través de este ejemplo, cómo los números y las estadísticas pueden alterar nuestra percepción del problema y, en consecuencia, influir en la forma en que lo enfrentamos.

Las cinco verdades

¿Qué conclusiones podemos sacar de todo esto? Tras revisar los estudios y analizar los datos disponibles, he sintetizado los cinco puntos más importantes:

1. Los gestágenos sintéticos —los llamados «gestágenos zombi»— favorecen el desarrollo del cáncer de mama. Por tanto, es preferible mantenerse alejada de las píldoras que los contienen.

2. Las pastillas de estrógenos equinos conjugados y gestágenos sintéticos aumentan el riesgo de infarto e ictus, sobre todo cuando se comienzan a tomar mucho tiem-

po después de la menopausia. Además, al metabolizarse en el hígado, incrementan el riesgo de trombosis.

3. Puede que los estrógenos equinos fueran útiles en los años noventa, pero hoy contamos con beta estradiol bioidéntico, que se aplica sobre la piel, no sobrecarga el hígado y evita someter a las yeguas a una gestación forzada y permanente.

4. La sustitución con estradiol bioidéntico y progesterona natural no aumenta el riesgo de cáncer de mama; probablemente, incluso lo reduzca. ¡Un estilo de vida poco saludable, en cambio, sí aumenta el riesgo con toda seguridad!

5. El momento en que se inicia el tratamiento hormonal es determinante. Comenzarlo durante la perimenopausia o poco después contribuye a prevenir precisamente aquellas enfermedades que más muertes y dependencia provocan entre las mujeres en todo el mundo.

Cómo entrenar a tu dragón:*
o cómo entrar en sintonía hormonal

Ya es mucho lo que has aprendido. Sabes que la deficiencia de hormonas endógenas puede contribuir al desarrollo de enfermedades cardiovasculares, favorecer la acumulación de grasa visceral y, como consecuencia, incrementar el riesgo de obesidad, diabetes, ciertos tipos de cáncer y perpetuar un círculo vicioso de sobrepeso. También conoces los efectos que la carencia de estrógenos puede tener sobre las articulaciones, el estado de ánimo, la densidad ósea, la claridad mental y el bienestar

* Referencia a la serie de libros que se adaptó posteriormente a la gran pantalla *Cómo entrenar a tu dragón*, de Cressida Cowell. *(N. de la T.)*

general, factores que pueden verse agravados por un alto nivel de estrés personal.

A estas alturas, ya sabes que no hacer nada y resignarse a vivir con un déficit hormonal permanente implica correr el riesgo de desarrollar algunas de las enfermedades más graves de nuestro tiempo. También comprendes que esa carencia, sostenida en el tiempo, puede debilitar tu salud mucho más que un tratamiento hormonal bien prescrito y aplicado en el momento adecuado.

Ahora eres capaz de distinguir con claridad una terapia hormonal convencional —basada en compuestos artificiales y gestágenos sintéticos— de un tratamiento con hormonas bioidénticas. Y cuentas con los conocimientos necesarios para responder con calma y criterio a los relatos alarmistas que a veces circulan entre familiares o amistades sobre pastillas «peligrosas» y pechos amputados.

Cuando los medios vuelvan a lanzar titulares alarmistas sobre los supuestos peligros de las terapias hormonales, podrás mantener la calma. Tendrás el criterio necesario para interpretar la información desde el conocimiento que ahora posees y, además, sabrás cómo conversar al respecto con el profesional en quien confíes.

Ha llegado el momento de avanzar un paso más. Te explicaré cómo actuar si decides iniciar una terapia con hormonas bioidénticas y cuáles son los elementos fundamentales que debe incluir ese tratamiento.

Premenopausia: ¿esperar o actuar?

Con algo de fortuna, la premenopausia transcurrirá sin grandes sobresaltos, y te sentirás, en general, bien. La menstruación suele mantenerse regular y, aunque es posible que el síndrome premenstrual se intensifique levemente, también puede que todo continúe como de costumbre. Aun así, hacia mediados o finales de los 30, es recomendable realizar un control hormonal poco después de la menstruación, cuando el cuerpo se encuentra en equilibrio. Basta con solicitar una analítica de sangre en la consulta médica para evaluar tu perfil hormonal.

Siempre que sea posible, realiza la prueba en el mismo centro donde desees llevar el seguimiento de tu menopausia. De este modo, dispondrán desde el inicio de tus valores de referencia y los resultados quedarán registrados en su laboratorio habitual. Algunos centros especializados en análisis hormonales incluyen un informe interpretativo junto con los resultados; otros, en cambio, utilizan unidades distintas o proporcionan lecturas con criterios algo diferentes.

Cuando una paciente me entrega una analítica solicitada por otro profesional, en la mayoría de los casos puedo interpretarla sin dificultad. Sin embargo, no siempre puedo hacerlo con la precisión deseada, por lo que, en ocasiones, es necesario repetir la prueba para obtener datos actualizados y comparables.

 Conviene saber

Si puedes, hazte la analítica durante la semana siguiente a tu menstruación. Ese es el momento en que el cuerpo alcanza un mayor equilibrio hormonal, lo que permite obtener una imagen más precisa de tus niveles y reconocer con claridad los valores con los que alcanzas el bienestar.

Si bien existen valores estándar para las hormonas, el verdadero punto de equilibrio varía en cada mujer. Algunas logran el equilibrio con niveles mínimos de progesterona, mientras que otras necesitan concentraciones mucho más altas para alcanzar ese mismo estado de bienestar. Hay quienes son especialmente sensibles al estrógeno —por ejemplo, sienten molestias en los pezones incluso con niveles bajos—, mientras que otras requieren dosis más elevadas para evitar sudoraciones intensas.

Cada organismo responde de acuerdo con su propia configuración hormonal.

Lo ideal sería contar con una analítica realizada en una etapa en la que te sentías bien, para usarla como referencia de tus «valores óptimos». Ahora bien, esta prueba no debe hacerse si estás tomando anticonceptivos hormonales, ya que los resultados solo reflejarían los niveles de las hormonas administradas y no el equilibrio hormonal de tu organismo.

Si ya te encuentras en la peri- o postmenopausia, no te preocupes: también en esas etapas puedes identificar tu rango de bienestar.

Cuando observamos los valores normales de estrógenos, progesterona y testosterona, notamos que los niveles de estradiol —el más activo de los estrógenos— y de progesterona pueden variar ampliamente a lo largo del ciclo menstrual, sin dejar por ello de mantenerse dentro de lo que se considera normal.

Comencemos con el estrógeno o, más concretamente, con la variante más activa del estrógeno, el beta estradiol:

Al inicio del ciclo, durante la fase folicular, sus niveles rondan los 30 pg/ml (picogramos por mililitro) y aumentan de forma gradual hasta alcanzar los 530 pg/ml justo antes de la ovulación.

Tras la ovulación, el estradiol desciende levemente, para luego experimentar un nuevo aumento que lo lleva hasta unos 210 pg/ml, antes de volver a disminuir.

En cuanto a la progesterona, esta comienza con valores muy bajos, inferiores a 0,1 ng/ml (nanogramos por mililitro), y alcanza su pico en la segunda mitad del ciclo, pudiendo llegar hasta los 27 ng/ml. Hacia el día 21 del ciclo, sus niveles deberían situarse por encima de los 10 ng/ml.

En cambio, la testosterona fluctúa de forma leve y acompasada con el estradiol. Sus niveles oscilan entre 0,06 µg/ml (microgramos por mililitro) al inicio del ciclo y 0,86 µg/ml en el momento en que el estradiol alcanza su pico.

(Si te preguntas por qué las unidades de medida varían entre unas hormonas y otras, la razón está en el grado de actividad específico de cada molécula. Un microgramo de testosterona no equivale a un microgramo de estradiol, del mismo modo que una cucharadita de pimentón dulce no produce el mismo efecto que una de wasabi).

Ahora bien, ¿qué ocurre si tus niveles hormonales se sitúan dentro de los márgenes normales, pero aun así necesitas apoyo para aliviar los síntomas que aparecen en la segunda mitad del ciclo, como un síndrome premenstrual intenso o migrañas persistentes? Los valores en sangre no siempre son concluyentes, ya que muestran tan solo una instantánea, una especie de «selfi» hormonal tomado en un instante concreto. Si las cifras parecen «aceptables», pero tú notas un cambio evidente a partir de la mitad del ciclo, entonces tiene pleno sentido valorar un tratamiento con progesterona.

En ese caso, te recetaría 100 mg de progesterona en cápsulas para tomar por la noche, comenzando aproximadamente doce días antes de la fecha esperada de tu menstruación. Esto correspondería, por ejemplo, al día 15 del ciclo si todavía es de 28 días, o incluso al día 10 si tu ciclo es más corto. Si la duración del ciclo varía y no es del todo regular, lo más recomendable sería iniciar la toma en el día 15 y observar cómo te sientes.

No existe ninguna forma «incorrecta» de tomarla, ya que la progesterona se elimina rápidamente del organismo. Si el tratamiento funciona, notarás una mejoría casi inmediata; de lo contrario, la respuesta será escasa o nula.

La pauta más habitual para aliviar el síndrome premenstrual consiste en comenzar a tomarte la progesterona en el día 15 del ciclo y mantenerla durante doce días, o hasta que se inicie la menstruación. En caso de que la menstruación se adelante, se interrumpe el tratamiento; si después de doce días no se ha iniciado, es posible continuar con la administración hasta el comienzo del sangrado.

Conviene saber

- Durante la premenopausia, obtener una analítica hormonal en la fase del ciclo en la que te sientes bien es un verdadero tesoro: te permitirá contar con unos «valores de referencia» a los que podrás aspirar más adelante.
- Es fundamental medir los niveles de estradiol, progesterona y testosterona.
- Si notas molestias en la segunda mitad del ciclo, te recomiendo tomar una cápsula de progesterona por la noche, comenzando el día 15 y continuando hasta que se inicie la menstruación.

Durante esta etapa, se aconseja mantener de forma constante una rutina de ejercicio regular y seguir una alimentación equilibrada, aun cuando estas prácticas no estén directamente relacionadas con factores hormonales. Las mujeres que siguen un estilo de vida saludable tienden a experimentar la perimenopausia con mejores condiciones físicas y emocionales, lo que puede facilitar el proceso de adaptación a los cambios propios de esta etapa.

¿Cómo puedo cuidarme durante la perimenopausia?

Durante la perimenopausia, las ovulaciones se vuelven menos frecuentes y, cuando tienen lugar, suelen hacerlo de manera incompleta, como si llevaran el freno de mano puesto. Es importante recordar que la progesterona solo aumenta en la segunda mitad del ciclo si la ovulación ha sido completa; de lo contrario, su producción también será insuficiente.

Esta hormona, aliada del descanso y la serenidad, comienza a escasear, y su ausencia no pasa inadvertida: el sueño se vuelve más ligero, el ánimo decae, la menstruación se adelanta o se retrasa, y puede notarse una molesta sensación de hinchazón en las manos y los pies.

El análisis hormonal debe realizarse durante la segunda mitad del ciclo. Pero ¿cuándo comienza, exactamente, esa fase? Si la menstruación es muy irregular, identificarla puede resultar complicado. Lo mismo ocurre en mujeres que ya no tienen útero: al no haber sangrado, solo cabe intuir en qué momento del ciclo se encuentran. En estos casos, ni siquiera el ginecólogo puede determinar con certeza el inicio de esa segunda etapa. A veces, únicamente los resultados del análisis revelan si ha habido ovulación, lo que al menos permite orientarse dentro del ciclo.

Cuando no hay menstruación, lo más sensato y eficaz suele ser iniciar directamente una terapia sustitutiva con progesterona.

 ## Conviene saber

Quien ya no tiene útero no puede saber con certeza en qué fase del ciclo se encuentra ni si ha entrado o no en la menopausia. En estos casos, se recurre a una analítica de sangre para evaluar el estado hormonal y, a partir de esos datos, ajustar el tratamiento de forma individualizada. A veces es necesario repetir las pruebas a lo largo de varios meses para obtener una visión clara y completa del perfil hormonal.

¿Cómo se inicia el proceso? Ante todo, es imprescindible someterse a una revisión médica, sobre todo si se presentan sangrados irregulares, con el fin de descartar otras posibles causas, como un pólipo endometrial o una citología con resultados anómalos. Si se confirma que las hemorragias tienen un origen hormonal claro, entonces estaría justificado iniciar un tratamiento con progesterona.

Si tu ginecólogo te da el visto bueno, puedes empezar con 100 mg de progesterona micronizada en cápsulas. Se recomienda ingerirla justo antes de acostarse, ya que ejerce un efecto calmante sobre el sistema nervioso. Según el grado de deficiencia hormonal que tengas, es posible que notes sus efectos de inmediato: puede entrarte sueño y sentir un deseo apremiante de irte directamente a la cama. No obstante, no se trata de un somnífero ni genera dependencia, así que no hay motivo para preocuparse. Lo ideal es que consigas dormir profundamente y sin interrupciones hasta que suene el despertador. Además, tu estado de ánimo debería estabilizarse y podrías empezar a sentir que vuelves a ser tú misma. Su efecto puede notarse desde la primera cápsula, ya que la progesterona micronizada actúa y se elimina con rapidez del organismo. Algunas mujeres absorben mejor la progesterona por vía vaginal que a través del tracto digestivo. Si notas que el efecto es limitado, puedes introducir la cápsula en la vagina antes de dormir. Por motivos prácticos, sería recomendable hacerlo después de mantener relaciones sexuales. Aunque no representa ningún riesgo para la pareja entrar en contacto con los restos de la cápsula disuelta, su textura puede resultar algo incómoda.

Una vez iniciado el tratamiento, se recomienda programar una nueva consulta médica transcurridas entre seis y ocho semanas, con el fin de evaluar su evolución y eficacia. Si se dispone de los valores de referencia anteriores —por ejemplo, de una etapa en la que te sentías especialmente bien—, resulta útil repetir la analítica para comparar y valorar los resultados obtenidos. En caso de que el sueño aún no sea reparador o el estado de ánimo no haya mejorado de forma significativa, puede considerarse un aumento experimental de la dosis, pasando de 100 mg a 200 mg. Dicho esto, la mayoría de las mujeres responde de manera favorable a la dosis inicial de 100 mg.

¿Es posible tomar *demasiada* progesterona? Por supuesto. En este caso, suelen aparecer síntomas como somnolencia durante el día, falta de energía, tendencia al aislamiento o una disminución del deseo de socializar. Si incluso 100 mg resultan excesivos para ti, existe la posibilidad de encargar en una farmacia la elaboración de cápsulas personalizadas con una dosis más baja.

Guía para iniciar el tratamiento con progesterona

¿Cuándo es el momento adecuado para empezar?
Es recomendable iniciar el tratamiento cuando aparecen alteraciones del sueño —como despertares nocturnos—, cambios en el estado de ánimo, síndrome premenstrual (SPM), molestias recurrentes antes de la menstruación, como migrañas, o cuando se utiliza estradiol y se desea complementar su efecto. Si aún tienes la menstruación, lo ideal es empezar entre los días 10 y 15 del ciclo.
¿Cómo se administra?
Toma una cápsula por la noche, justo antes de acostarte. La dosis inicial recomendada es de 100 mg de progesterona micronizada.
¿Qué cambios notarás?
Mejoría en la calidad del sueño, mayor estabilidad emocional, alivio del SPM y disminución de las molestias generales asociadas al ciclo.

¿Y qué ocurre si presentas síntomas que apuntan a una carencia de estrógenos? Como ya sabemos, entre ellos se encuentran los sofocos, los estados depresivos o el dolor durante las relaciones sexuales. Estos síntomas pueden aparecer junto con signos de déficit de progesterona, o bien manifestarse de forma aislada.

Precisamente, en las primeras fases de la perimenopausia, es habitual que los niveles de estrógenos en sangre se comporten de forma caótica: pueden estar muy elevados un mes y caer en picado al siguiente. Como consecuencia, tus síntomas pueden oscilar entre un estado normal, un malestar intenso o incluso una sensación de descontrol.

Tanto los síntomas que describes como los resultados de los análisis de sangre son piezas clave para armar el rompecabezas, por eso es importante realizar una analítica que nos permita comprender mejor lo que está ocurriendo.

Si experimentas estos síntomas, mi consejo es que inicies sin demora un tratamiento con estradiol. Así es como se plantea en detalle:

Sofocos

Como ya sabemos, los sofocos son una señal de alarma del cuerpo, un verdadero grito de auxilio: los ovarios han dejado de responder a las órdenes del hipotálamo, nuestro «Charlie». Por eso, el tratamiento consiste en elevar los niveles de estradiol hasta alcanzar un rango bajo, pero normal, propio de una persona que aún no ha llegado a la menopausia.

Cuando aparecen sofocos, se recomienda iniciar el tratamiento con gel o espray de estradiol, aplicándolo una vez por la mañana. Esta es la dosis mínima posible. El objetivo es claro y contundente: los sofocos deben desaparecer por completo. No basta con que sean más llevaderos o menos frecuentes; deben cesar.

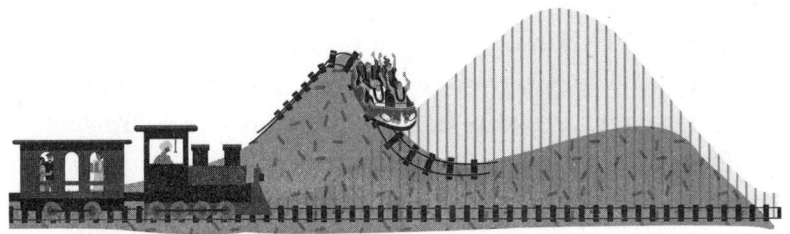

El objetivo de la terapia del bienestar es mantener el estradiol dentro de un rango bajo pero estable, lejos de los altibajos extremos que solían producirse a lo largo del ciclo.

197

Si después de 14 días los sofocos persisten, se puede aumentar la dosis a dos aplicaciones por la mañana. Si durante el día te encuentras bien, pero los sofocos reaparecen por la noche, puedes aplicarte el gel una vez más antes de acostarte. Y si los sofocos se manifiestan únicamente por la noche, puedes probar cuál es el mejor momento para aplicar el estradiol —por la mañana o por la noche— según cómo respondas al tratamiento.

Depresión / agresividad

¿Conoces ese eslogan del anuncio de Snickers: «No eres tú cuando tienes hambre»? Pues bien, la mayoría de las mujeres afectadas coincide conmigo en que no son ellas mismas cuando sufren una carencia de estradiol y progesterona. Estar triste sin motivo aparente o volverse un monstruo por nimiedades puede arruinarte el día, y si además no duermes bien por la noche, la situación empeora por completo.

Si te sientes identificada, te aconsejo que acudas a tu ginecólogo para hacerte una analítica hormonal.

¿Y si los valores están algo bajos, pero todavía no indican una perimenopausia «oficial»? En ese caso, lo más importante son tus síntomas. Ante este escenario, el criterio clínico prevalece sobre la teoría: el cuerpo tiene la última palabra. En caso de duda, puedes empezar aplicando estradiol sobre la piel por la mañana, tomar progesterona por la noche, y observar cómo respondes. No tienes nada que perder: si no notas mejoría —algo poco frecuente—, basta con suspender el tratamiento.

En ese caso, yo indagaría más a fondo y te recomendaría acudir a un psicólogo —algo que no debería avergonzar a nadie y que deberíamos normalizar de una vez por todas. Si el desequilibrio químico en tu cerebro no tiene origen hormonal, es fundamental que intervengan los profesionales de la salud mental. Y no pasa nada.

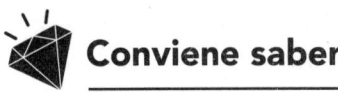

Conviene saber

A la hora de decidir si comenzar una terapia hormonal sustitutiva durante la perimenopausia, tus síntomas pesan más que los resultados de la analítica. Es el cuerpo quien tiene la última palabra.

Dolores articulares

Si empiezas a experimentar dolores articulares de causa incierta, no te apresures a acudir al traumatólogo ni al médico de cabecera. Antes, consulta con tu ginecólogo para averiguar qué ocurre en el plano hormonal. Si te encuentras en la perimenopausia o ya has entrado en la postmenopausia, es el momento de tomar cartas en el asunto.

Inicia una terapia hormonal sustitutiva, pero sé paciente: necesita al menos cuatro semanas para comenzar a hacer efecto. A veces, las molestias articulares tardan en ceder. Si el dolor lleva mucho tiempo instalado, es posible que el equilibrio hormonal por sí solo no baste, pero aun así, merece la pena intentarlo.

Guía para iniciar el tratamiento con los estrógenos

¿Cuándo es el momento adecuado para empezar?
Es recomendable iniciar el tratamiento cuando experimentes sofocos, cambios de humor, dolores articulares u otros síntomas que indiquen una posible deficiencia de estrógenos.
¿Cómo se administran?
Comienza por la mañana con una dosis de gel o espray de estradiol aplicado directamente sobre la piel. Observa

cómo responde tu cuerpo durante al menos catorce días. Por la noche, toma una cápsula de 100 mg de progesterona para equilibrar el efecto hormonal. Si fuera necesario, puedes aumentar la dosis con una segunda aplicación por la noche, especialmente si sufres de sudores nocturnos. En estos casos, se recomienda aplicar el estradiol tanto por la mañana como por la noche. La dosis máxima diaria es de cinco aplicaciones.

¿Qué cambios notarás?

Los síntomas se aliviarán de manera significativa. Poco a poco, volverás a sentirte tú misma.

¿Y si acabo de entrar en la etapa inicial de la postmenopausia? ¿O si ya llevo un tiempo en la postmenopausia como tal? ¿Qué pasos debería seguir en esos casos?

Si este libro acaba de llegar a tus manos y no has tomado ninguna medida en los últimos años, no te preocupes: aún estás a tiempo, siempre que hayan pasado diez años o menos desde tu última menstruación. Recuerda la ventana dorada: entre seis y diez años después de la última regla es posible iniciar una terapia hormonal sustitutiva, siempre que goces de buena salud y no presentes hipertensión arterial sin controlar, enfermedades cardíacas, antecedentes de trombosis venosa profunda ni de embolia pulmonar.

Si, en cambio, padeces alguna enfermedad crónica, será necesario que esta se encuentre debidamente controlada y, además, que tu última menstruación no se remonte a más de seis años atrás. En cualquier caso, la decisión final deberá tomarla siempre tu ginecólogo.

Si llevas ya mucho tiempo atormentada por sofocos u otros trastornos que comenzaron durante tu perimenopausia, las recomendaciones sobre el uso de progesterona y estradiol que mencionamos antes también se aplican en tu caso. La única diferencia es que, incluso si nunca presentaste síntomas o si ya han desaparecido, es necesario reponer estradiol. Este componente es fundamental para detener o prevenir el deterioro orgánico, que progresa de forma silenciosa.

Antes de comenzar cualquier terapia hormonal, es indispensable realizar una revisión completa con tu ginecólogo. Lo ideal es que incluya una ecografía mamaria y, si es necesario, una mamografía —sobre la que hablaremos más adelante—. También considero fundamental una ecografía del útero y los ovarios, pues ofrece información valiosa tanto sobre tu estado hormonal como sobre tu salud general.

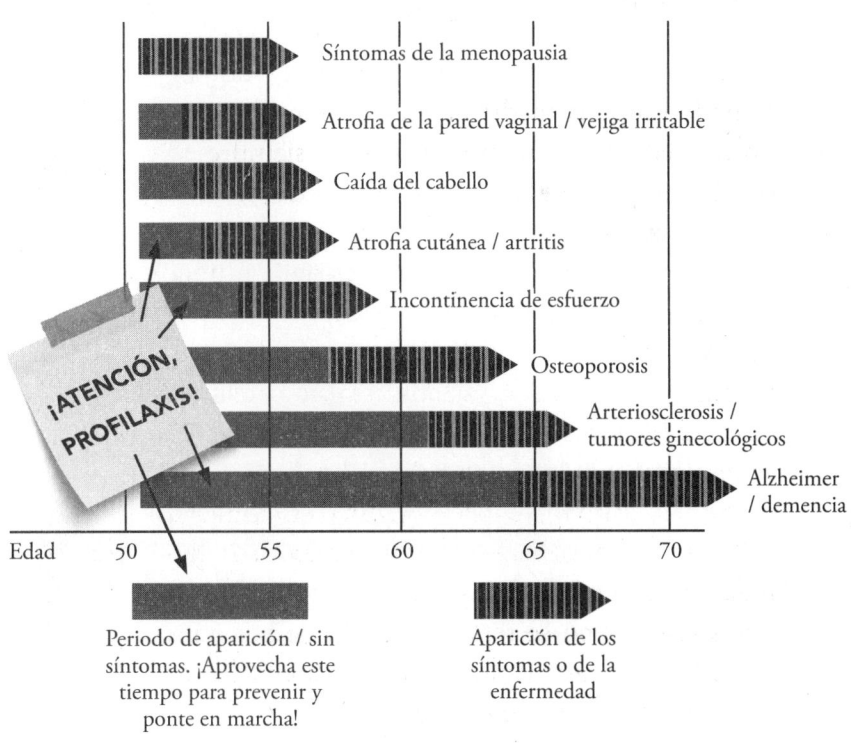

Antes de iniciar una terapia hormonal, siempre solicito una analítica para conocer los niveles hormonales y disponer así de valores de referencia. No obstante, salvo que aparezca algún resultado inesperado, comienzo con el tratamiento. La salud se escucha en el cuerpo, no solo se lee en los informes.

Solo hay una excepción. Si ya te encuentras en plena postmenopausia, tu estado clínico debe imponerse por encima de cualquier otro factor. Es decir, aunque tus niveles hormonales estén por los suelos y hayas superado la llamada «ventana crítica» —algo que suele coincidir con cierta mejoría en los sofocos—, eso no significa, en absoluto, que no debas recibir tratamiento.

 ## Conviene saber

A partir de la postmenopausia, los desequilibrios hormonales adquieren mayor relevancia que la sensación subjetiva de bienestar.

En general, debemos replantearnos el lenguaje que utilizamos para hablar de la menopausia. Conviene reiterar que la menopausia no «termina» para que todo retorne a un estado anterior de normalidad. Lo que ocurre, en realidad, es que los receptores encargados de percibir los sofocos dejan de cumplir su función.

Y sí, hay mujeres que nunca han tenido sofocos, cuya menstruación fue siempre regular y que, de pronto, dejaron de menstruar sin notar ningún síntoma. Existen, es verdad. Pero son casos poco frecuentes. Incluso ellas deberían hacerse revisiones médicas de forma preventiva, para descartar un posible déficit hormonal. Un ejemplo útil sería realizar mediciones periódicas de la densidad ósea.

Se ha comprobado que muchas mujeres con sobrepeso no experimentan molestias después de su última menstruación.

Esto se debe a que el tejido adiposo produce una cantidad considerable de estrógenos. En estos casos, una administración externa de estradiol no suele aportar beneficios, ya que el propio cuerpo genera niveles suficientes. Con frecuencia, además, estas mujeres mantienen una buena lubricación vaginal.

Molestias vaginales

En algunos casos, las mujeres con sobrepeso continúan produciendo suficiente cantidad de estrógenos y, por ello, no suelen requerir un tratamiento sustitutivo con estriol, ni siquiera a nivel vaginal. Para el resto de nosotras, lo más adecuado es iniciar el uso de una pomada antes de que se manifiesten los primeros síntomas de la postmenopausia, algo que tu ginecólogo está en condiciones de detectar a tiempo. No dudes en consultarle. Como bien sabes, durante una revisión rutinaria, es posible que no lo mencione por iniciativa propia.

Cuando empieces a usar una pomada de estriol, aplica cada noche una pequeña cantidad —aproximadamente del tamaño de un guisante— en la entrada de la vagina. La mayoría de estas pomadas incluye un aplicador, aunque en muchos casos no es necesario utilizarlo, ya que la parte interna de la vagina suele mantenerse en buen estado. Algunas fórmulas contienen un porcentaje elevado de alcohol, lo que puede causar escozor en las primeras aplicaciones. Esta molestia, por lo general, desaparece al cabo de unos minutos; si no es así, conviene cambiar de pomada. Si las pomadas comerciales te provocan molestias debido a su contenido de alcohol, puedes recurrir a una fórmula personalizada, disponible en farmacias especializadas. Eso sí, suelen ser más caras que las opciones estándar y pueden tardar varios días en prepararse.

También existen óvulos vaginales de estriol, disponibles en una amplia gama de concentraciones, desde las más bajas hasta las más altas. No obstante, su uso suele provocar un aumento en las secreciones, lo que obliga, casi siempre, a utilizar un salvaslip al día siguiente de su aplicación nocturna, e incluso durante varios días después. Esta situación puede resultar bastante molesta. Aun así, en determinados casos recomiendo su uso, especialmente cuando, durante la exploración, se observan signos de déficit hormonal en las zonas medias o profundas de la vagina. Algunas pacientes optan por introducir comprimidos de estradiol —diseñados originalmente para ser ingeridos por vía oral— en la vagina. Esta alternativa puede aportar algún beneficio, aunque no se sabe con certeza si alcanza de forma efectiva las zonas más sensibles, como la parte anterior de la vagina o la uretra. Por eso, sigo prefiriendo la aplicación directa con el dedo, que permite una distribución más precisa y localizada.

Si después de aplicar la crema por la noche tienes previsto mantener relaciones sexuales con tu pareja, puedes retirarla rápidamente en el baño antes de hacerlo. No se ha comprobado

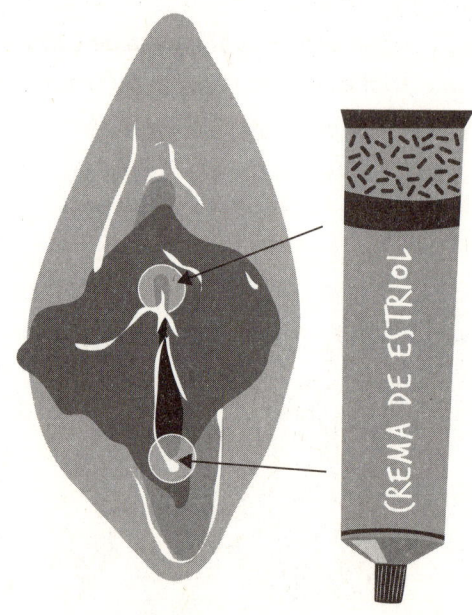

La crema de estriol debe aplicarse especialmente en
la zona de las seis en punto y sobre la uretra

con certeza si el principio activo se transfiere —y en qué medida— durante el sexo, pero, en cualquier caso, la mayoría de estas cremas no funcionan como lubricante y no suelen resultar especialmente agradables.

Conviene saber

Convierte a tu ginecólogo en alguien tan esencial como tu dentista. Puede detectar cambios en tu cuerpo mucho antes de que tú los notes, así que no dudes en preguntarle qué observa. Si no lo haces, es posible que no lo mencione, no por falta de interés ni por descuido, sino porque quizá nunca nadie se lo ha preguntado. En ese sentido, su labor se asemeja a la del dentista en las revisiones periódicas: observar, prevenir y guiar.

El uso de crema de estriol durante la perimenopausia y la postmenopausia no tiene un comienzo demasiado temprano ni una duración excesiva. Puedes empezar a aplicártela hacia los 40 y seguir usándola sin fecha de caducidad. Para la vagina, el estriol es lo que la pasta de dientes es para la boca: un cuidado diario que protege, conserva y da bienestar.

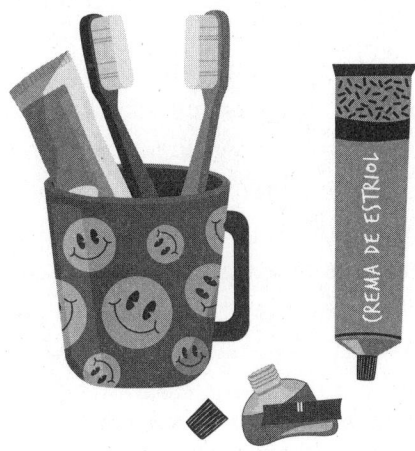

Pérdida de libido, disminución de la sensibilidad del clítoris y sensación de desgana

Uno de los desafíos más frecuentes en la postmenopausia es la pérdida del deseo sexual, una realidad que muchas mujeres atraviesan en silencio y que, en ocasiones, desencadena crisis profundas en la relación de pareja. Durante la perimenopausia y la postmenopausia, el clítoris puede volverse menos sensible; algunas mujeres incluso llegan a describir una desconexión total con su cuerpo, como si estuvieran «muertas de cintura para abajo». Sin embargo, incluso aquellas cuya libido se mantiene intacta —o que no le otorgan demasiada importancia— suelen experimentar en esta etapa una disminución significativa de su energía vital. Para quienes han llevado una vida de intensa actividad, con agendas siempre repletas de tareas, esta merma puede representar un obstáculo difícil de afrontar. En la mayoría de los casos, la responsable de esta situación es la disminución de los niveles de testosterona.

Ya sabemos que los valores considerados normales de testosterona son imprecisos, por lo que lo más importante es descubrir cuál es tu propio umbral de bienestar. El primer paso, una vez más, consiste en realizar un análisis de sangre que permita evaluar tus niveles hormonales.

Si la testosterona no se encuentra en el extremo superior del rango considerado normal, vale la pena iniciar un tratamiento con gel de testosterona. Este se aplica cada mañana sobre la piel, preferentemente en zonas donde sea fina y haya poco tejido adiposo. Algunas áreas adecuadas son la parte externa de los brazos, el hueco detrás de las rodillas o la cara interna de los antebrazos.

Recomiendo comenzar con una cantidad equivalente al tamaño de un guisante y reevaluar los efectos al cabo de cuatro semanas. Como máximo, a las seis semanas conviene repetir el análisis para comprobar en qué punto te encuentras desde el punto de vista hormonal.

Y, una vez más, no hay que temer el desarrollo de rasgos masculinos. En primer lugar, ese tipo de cambios no ocurre de forma repentina; y en segundo lugar, haría falta una dosis desproporcionadamente alta de testosterona para anular por completo el efecto de los estrógenos. Estos, en caso de déficit, deben ser siempre reemplazados. En la postmenopausia, nunca se prescribe testosterona sin asegurar previamente un nivel adecuado de estradiol.

Guía para iniciar el tratamiento con la testosterona

¿Cuándo es el momento adecuado para empezar?
Es recomendable iniciar el tratamiento cuando notes una disminución del deseo sexual, menor sensibilidad en el clítoris o una pérdida persistente de energía.
¿Cómo se administra?
Aplica cada mañana una cantidad del tamaño de un guisante sobre la piel, en zonas donde sea fina y con poca grasa (como la parte externa de los brazos o la cara interna de los antebrazos). La dosis puede ajustarse tras consultar con el médico.
¿Qué cambios notarás?
Aumento de la energía, recuperación del deseo sexual y mayor conexión con tu cuerpo.

Manejo del estrés

Lo que para muchas se vuelve ineludible —al menos a partir de la perimenopausia— es la urgencia de contar con una estrategia para lidiar con el estrés. Las noches en vela y los síntomas cambiantes hacen que tengamos los nervios a flor de piel. Por otro lado, las mujeres de mediana edad suelen cargar con más responsabilidades que ningún otro grupo social: muchas han tenido hijos más tarde que la generación anterior, y esos hijos están ahora en plena adolescencia. Es necesario revisar los deberes de sus hijos, estar disponibles para cualquier necesidad, atender las tareas del hogar, coordinar las citas de los hijos y ocuparse, además, de la asistenta, los obreros o el jardinero… Todo ese peso continúa recayendo, casi por completo, sobre los hombros de las mujeres.

Quienes llevan años trabajando suelen asumir más responsabilidades que sus compañeras más jóvenes o han construido con esfuerzo su trayectoria como autónomas y ahora no pueden permitirse flaquear. Necesitar una baja laboral sería un revés importante en su carrera profesional. A esto se suma que muchas mujeres de entre mediados de los 40 y mediados de los 50 deben volcarse cada vez más en el cuidado de sus padres o de sus suegros. Esta responsabilidad sigue recayendo, en el 99 por ciento de los casos, sobre ellas, incluso cuando trabajan a jornada completa y existen hermanos o parejas que podrían asumirla en igualdad de condiciones. Sí, la sociedad continúa depositando en las mujeres de mediana edad la confianza para que todo funcione, como si fuera su deber natural, como si no llevaran décadas sosteniéndolo todo en silencio.

Quienes se ven sometidas a un alto nivel de estrés producen grandes cantidades de cortisona y adrenalina, las llamadas hormonas del estrés. Desde tiempos remotos, estas sustancias han permitido movilizar rápidamente la energía necesaria para escapar de situaciones de peligro. La cortisona, además —como bien sabemos—, favorece el aumento de peso al estimular la acumulación de grasa en el organismo. El mensaje que recibe nuestro cuerpo, aún guiado por la lógica ancestral de la Edad de Piedra, es claro: los tiempos son difíciles, la comida escasea y las amenazas abundan.

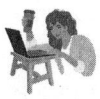 **Para las más curiosas**

La cortisona se produce en la corteza suprarrenal, pero también se sintetiza a partir de la pregnenolona, la molécula precursora de todas las hormonas esteroideas. En nuestro caso, a partir de ella se generan la cortisona, la progesterona, la testosterona y los estrógenos. De la pregnenolona se derivan las principales hormonas sexuales.

Cuando el estrés es intenso y prolongado, se desencadena un fenómeno conocido como «robo de la pregnenolona». En esta situación, la pregnenolona deja de distribuirse de forma equilibrada entre las distintas hormonas, y la cortisona acapara casi toda la producción. Como resultado, los niveles de estrógenos, progesterona y testosterona disminuyen o, al menos, no alcanzan las cantidades necesarias.

Además, la cortisona compite con la progesterona por los mismos receptores. Una vez que se instala en ellos, resulta muy difícil desplazarla. Esta es otra de las razones por las que el estrés resulta tan nocivo: al aumentar los niveles de cortisona, la progesterona no puede cumplir bien su función, y el organismo necesita una mayor cantidad de esta hormona del sosiego para recuperar el equilibrio y volver a sentirse bien.

El aumento del estrés provoca una acumulación excesiva de cortisona en la sangre, lo que puede alterar por completo el equilibrio hormonal. Bajo su influencia, no solo se engorda con facilidad, sino que también es habitual sentirse agotada, sin energía ni motivación para moverse. A ello se suma que, en muchos casos, el cuerpo empieza a necesitar dosis más altas de determinadas hormonas para lograr el mismo bienestar.

Aquí se revela otra de las claves de la terapia con hormonas bioidénticas: si, a pesar del tratamiento, las molestias persisten o vuelven a intensificarse, es posible aumentar la dosis. Por ejemplo, en lugar de aplicar el gel de estradiol una vez al día, puedes hacerlo dos veces. Al principio, lo más probable es que ajustes la dosis junto con tu ginecóloga, pero con el tiempo aprenderás a gestionarla por ti misma y a adaptar la dosis según lo que tu cuerpo necesite.

Esa es otra diferencia fundamental respecto a las pastillas hormonales convencionales: con ellas, se administra siempre la misma dosis, día tras día, sin considerar si, en determinados momentos, resulta excesiva o insuficiente. En cambio, la terapia con hormonas bioidénticas permite ajustarse a las necesidades reales del cuerpo. Aprendes a escucharlo y a regular la dosis con precisión, según lo que verdaderamente necesitas. Esa flexibilidad, sin duda, resulta mucho más útil y se asemeja con mayor fidelidad a los ritmos naturales del organismo.

Si lo piensas bien, te conviertes en tu propio Charlie: aprendes a detectar lo que te falta y puedes reaccionar con rapidez, ajustando tus «ángeles» en forma de gel o cápsulas. Y si un día sientes que te excediste con la dosis, no pasa nada: al día siguiente simplemente reduces un poco y observas cómo te sientes. Así, poco a poco, irás aprendiendo a responder a las necesidades de tu cuerpo con flexibilidad y sentido común. ¿No es increíble?

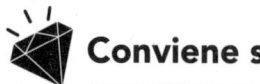 **Conviene saber**

¡Conviértete en tu propio Charlie! Las hormonas bioidénticas se adaptan a las necesidades individuales. En épocas de estrés, puede que requieras una dosis mayor; en periodos de calma, como las vacaciones de verano, tal vez sea menor. Con el tiempo, cultivarás un instinto afinado para comprender lo que tu cuerpo realmente necesita.

En realidad, las mujeres siempre hemos regulado las dosis por nuestra cuenta: cuando sentíamos que la píldora no nos sentaba bien, la dejábamos. Muchas veces, eso sí, aparece un sentimiento de culpa por interrumpir la píldora u otros medicamentos sin consultar al médico, o incluso llega la reprimenda en tono aleccionador. Con la terapia hormonal bioidéntica eso no es necesario. Si durante algunos días olvidas tomar las hormonas, tu propio cuerpo te lo recordará; y si no lo hace, al menos conviene tener presente que hay que retomarlas pronto para que los niveles hormonales no caigan demasiado. Cuando el tratamiento está bien ajustado, siempre existen variaciones en la necesidad de hormonas, hacia arriba o hacia abajo, según la situación del momento: en vacaciones quizá necesites menos, mientras que en la época previa a la Navidad probablemente más.

Preguntas frecuentes sobre el ajuste hormonal

1. ¿Debo ajustar yo misma la dosis? ¿Qué ocurre si cometo un error?

Mientras te mantengas dentro de unos márgenes razonables, no puedes cometer grandes errores, y desde luego, no uno grave. Existen recomendaciones mínimas y máximas para la dosificación. Por ejemplo, el gel de estradiol puede aplicarse en la piel hasta cinco veces al día (aunque no conozco ni un solo caso de alguien que lo haya hecho: la mayoría se apañan con bastante menos).

Además, el sistema admite ciertas imprecisiones. Por ejemplo: si tu nivel de estradiol en sangre está en 15 pg/dl y duplicas la dosis hasta alcanzar 30 pg/dl a los pocos días, notarás una mejoría. Pero si tu nivel estuviera ya en 150 pg/dl (porque tu ovario ha tenido un último destello de actividad, algo que aún puede suceder años después de la menopausia) y lo elevas a 170 pg/dl, probablemente no sientas diferencia alguna.

Si a pesar de tomar 100 mg de progesterona, aún no duermes bien, puedes probar con 200 mg. Y en caso de duda, hazte una analítica para controlar todos los valores.

2. ¡Socorro, todavía me da miedo usar hormonas!

Puede ser muy difícil dejar atrás antiguos miedos, sobre todo si una familiar cercana falleció de cáncer de mama. Lo entiendo profundamente. Mis años de trabajo en oncología ginecológica me han permitido ver de cerca la magnitud de esta enfermedad y el dolor que puede infligir.

Aun así, no me canso de repetirlo: las hormonas bioidénticas no provocan cáncer de mama. No existe entre ambas una relación causal, como sí la hay —y de forma incuestionable— entre el tabaco y el cáncer de pulmón.

Lo que sí sucede es que algunos tumores mamarios crecen más rápido bajo la influencia de hormonas, ya que poseen receptores capaces de reconocerlas. Esta característica es muy común en el cáncer de mama, porque el tejido mamario está naturalmente lleno de estos receptores. Al fin y al cabo, las células cancerígenas no son más que células mamarias que han mutado. Aun después de esa transformación, conservan algunas de las estructuras superficiales propias de su forma original, como si fueran mutantes Borg de *Star Trek*, que mantienen aún una apariencia parcialmente humana.

Los tumores con receptores hormonales positivos son, por lo general, los más fáciles de tratar, ya que es posible bloquear esos receptores mediante terapias antihormonales. En cambio, los tumores con receptores negativos han sufrido tal grado de transformación respecto a su estado original que apenas conservan rasgos reconocibles; por eso, su tratamiento resulta mucho más complejo.

Lo que sí puede favorecer el desarrollo del cáncer de mama son los gestágenos zombis.

Y por supuesto, puede que, pese a toda la información, sigas teniendo miedo, porque el miedo es simplemente eso: miedo. También puede suceder que desarrolles un cáncer de mama, aunque estés siguiendo una terapia con hormonas bioidénticas. Del mismo modo, podrías padecerlo sin haber utilizado nunca tratamiento hormonal durante la perimenopausia o la postmenopausia, ya que el riesgo de base siempre está ahí. Las probabilidades de desarrollar un cáncer de mama, con o sin terapia hormonal, no varían de forma significativa, pues existen otros factores mucho más determinantes.

Aun así, la mujer que, después de haberlo leído todo, se sienta cada noche frente al ordenador en busca de más voces, más historias, más argumentos a favor o en contra, dividida entre los beneficios evidentes que experimenta con la terapia hormonal y el miedo que todavía la acompaña, deberá hallar su propio camino. Un camino íntimo, propio, que le dé sentido y la reconcilie consigo misma, permitiéndole tomar una decisión en la que pueda descansar en paz.

3. ¿Por qué todos los prospectos de tratamientos hormonales incluyen advertencias sobre el cáncer?

Los prospectos se revisan cada tres años en las compañías farmacéuticas para comprobar si siguen actualizados. Sin embargo, los nuevos hallazgos tardan en incorporarse y reflejarse en esos textos. Aun así, las farmacéuticas jamás se arriesgarían a calificar algo como relativamente inofensivo, aunque tengan razones fundadas para creerlo. Hacerlo las expondría a litigios legales que, independientemente del veredicto final, implican un gran gasto económico.

Mientras escribo estas líneas, en el prospecto de una de las cremas vaginales más recetadas consta que no debe usarse durante más de cuatro semanas, a pesar de que ¡su eficacia máxima se alcanza justo después de tres semanas! Quiero insistir una vez más en que este tipo de prospectos es una de las razones por las que tan pocos médicos se especializan en menopausia y en el uso de hormonas bioidénticas. Tener que explicar una y otra vez a las pacientes por qué la información del prospecto no siempre refleja con precisión la evidencia actual consume tiempo y energía. Y eso resulta inviable en unas consultas cada vez más saturadas, donde la carga de trabajo no deja de crecer.

Muchos de mis colegas han terminado por rendirse bajo el peso de los prospectos y despachan a sus pacientes con frases como: «La menopausia no es una enfermedad, así que tendrá que aguantarse».

4. ¿Por qué existe tanta evidencia científica sobre las terapias hormonales clásicas y tan poca sobre las bioidénticas? ¿Es porque no son legítimas?

Las empresas farmacéuticas invierten cantidades ingentes de dinero en proyectos de investigación y desarrollo, lo cual es tanto positivo como necesario. Esa inversión solo resulta rentable cuando el medicamento que lanzan puede ser patentado. Esto significa que durante diez años nadie más podrá fabricarlo, y así pueden monopolizar el mercado. Solo de este modo pueden fijar el precio que necesitan para garantizar beneficios. Una vez vencido ese plazo, otras compañías pueden fabricar el mismo fármaco a un coste mucho menor, reduciendo considerablemente su valor comercial.

Por eso, las grandes inversiones en estudios clínicos solo se justifican cuando existe la posibilidad real de obtener un retorno económico. En cambio, una sustancia de origen natural no puede patentarse, y desde la lógica empresarial, esto la vuelve poco atractiva para financiar investigaciones a gran escala.

Los estudios más significativos sobre hormonas bioidénticas proceden de Europa, donde su uso se ha generalizado en mayor medida en los últimos años. En cambio, en Estados Unidos, su implantación ha sido más limitada, en parte porque pueden llegar a costar hasta 400 dólares al mes.

5. ¿Interfiere de algún modo el tratamiento con las hormonas tiroideas?

En absoluto. Todas las hormonas trabajan en sintonía, y en particular, las tiroideas y las hormonas femeninas mantienen una relación especialmente armoniosa.

6. Llevo siete años con la terapia hormonal y me encuentro bien, pero mi ginecólogo quiere que la deje. ¿A qué se debe?

No todos los ginecólogos se han especializado en la terapia hormonal bioidéntica, por lo que muchos optan por ceñirse a la antigua norma de suspender el tratamiento tras un máximo de siete años. Sin embargo, las recomendaciones de la *Deutsche Menopause Gesellschaft*, la *British Menopause Society* y la *North American Menopause Society* son claras al respecto: si la mujer ha encontrado una dosis adecuada y no existen factores de salud que lo desaconsejen, puede continuar con la terapia sin un límite de tiempo estricto.

7. Durante mis embarazos, mi ginecóloga fue un gran apoyo, pero ahora siento que minimiza mis síntomas. ¿Debería pensar en cambiar de médico?

Muchos ginecólogos optan, simplemente, por dedicarse a otras ramas de su especialidad, como el diagnóstico prenatal, las ecografías mamarias o las intervenciones ambulatorias. No hay nada objetable en ello. Así como en la peluquería hay quienes se especializan en extensiones o en coloración, también en ginecología existen distintos caminos profesionales y áreas de enfoque.

Si tu ginecóloga no está familiarizada con la terapia hormonal bioidéntica, no dudes en preguntarle si puede recomendarte a alguien que sí lo esté, o bien investiga por tu cuenta qué especialistas hay en tu zona. Tal vez tengas que desplazarte cien kilómetros o más para encontrar la consulta adecuada, pero si es lo que hace falta, valdrá la pena.

Del mismo modo en que elegiste a tu ginecóloga durante el embarazo, o a tu primer ginecólogo en la adolescencia, ahora ha llegado el momento de dar con la persona indicada para acompañarte en esta nueva etapa: la menopausia.

8. Una amiga mía está tomando cápsulas Rimkus que le ha recetado su naturópata. ¿En qué consisten exactamente?

Las hormonas Rimkus fueron de las primeras formulaciones bioidénticas desarrolladas en un momento en que aún no existían los preparados disponibles hoy en farmacias. Deben su nombre al doctor Volker Rimkus, creador de este enfoque terapéutico y pionero en la formación de médicos y naturópatas en su aplicación.

A partir de los valores hormonales obtenidos mediante análisis de sangre o saliva, se preparan cápsulas personalizadas —generalmente con estrógenos y progesterona— que se ajustan al perfil individual de cada paciente. A comienzos de los años 2000, esta terapia supuso una alternativa innovadora frente a las tabletas hormonales artificiales de dosis estándar, que eran la norma. Las cápsulas clásicas del método Rimkus contienen estradiol y progesterona en una dosis adaptada a las necesidades específicas de cada mujer.

Yo no suelo prescribir cápsulas Rimkus porque prefiero ofrecer a mis pacientes tratamientos que puedan adaptarse a sus necesidades diarias. Por ejemplo, recomiendo que mis pacientes usen gel de estrógenos por la mañana, y que ajusten la dosis en función de cómo se sientan, y que tomen progesterona por la noche. He atendido a muchas mujeres que dejaron de tomar cápsulas debido a la somnolencia que les provocaban al despertar. Sin embargo, al suspender el tratamiento, los síntomas del déficit hormonal persistieron, y acabaron acudiendo a mi consulta en busca de una alternativa más flexible.

Otro aspecto a tener en cuenta es que las cápsulas Rimkus, al ser formuladas de manera individual, no se rigen por la normativa farmacéutica convencional. Esto puede dar lugar a pequeñas variaciones en su composición, a diferencia de los preparados industriales, cuyas unidades son siempre idénticas. Si bien estas diferencias no suelen representar un inconveniente en el uso diario, pueden dar lugar a respuestas irregulares al tratamiento.

Confieso que mantengo ciertas reservas cuando las hormonas son prescritas por naturópatas o por médicos sin formación específica en ginecología. Solo un ginecólogo, gracias a su experiencia clínica, está capacitado para evaluar con precisión el estado de la mucosa vaginal y de la abertura uretral, y determinar así si hay una cantidad adecuada de estrógenos. Incluso el aspecto de los senos puede ofrecer indicios reveladores sobre el equilibrio hormonal. Hay, además, un aspecto esencial que no debe pasarse por alto: durante cualquier tratamiento hormonal, es imprescindible realizar controles periódicos de la mucosa uterina mediante ecografías. Esta evaluación escapa al ámbito de actuación de un naturópata, y un médico sin conocimientos ginecológicos corre el riesgo de interpretar erróneamente ciertos signos clínicos, con las consecuencias que ello puede acarrear.

Dicho esto, también hay naturópatas y médicos de familia que colaboran estrechamente con ginecólogos y ofrecen un seguimiento serio y bien fundamentado. Esta colaboración permite brindar una atención rigurosa, que incluye análisis de sangre periódicos, un control cuidadoso de los síntomas y revisiones ginecológicas realizadas por un especialista en terapia hormonal bioidéntica.

9. He vuelto a menstruar después de un año tomando hormonas bioidénticas, y no sé si es algo habitual. Estoy algo asustada porque mi madre tuvo sangrados similares y terminó en un legrado.

Una vez transcurrido un año desde la última menstruación, se considera que la mujer ha entrado en la postmenopausia. A partir de entonces, no deberían aparecer nuevos sangrados. No obstante, en ocasiones, el revestimiento del útero —el endometrio— puede acumularse poco a poco y, con el tiempo, desprenderse. Aunque se manifieste como una pérdida de sangre, no se trata de una menstruación propiamente dicha, ya que no forma parte de ningún ciclo ovárico. En esta etapa de la vida, además, la posibilidad de un embarazo ha desaparecido por completo.

En condiciones óptimas, el útero no debería generar un nuevo revestimiento, ya que los niveles de estrógeno y progesterona permanecen en equilibrio. Sin embargo, si aparece un sangrado inesperado, es fundamental acudir al ginecólogo para realizar una ecografía que permita valorar la situación. Cuando se detecta una acumulación excesiva de tejido endometrial, el primer paso suele ser interrumpir la terapia hormonal, con la esperanza de que el endometrio se desprenda de forma espontánea. Si esto no ocurre, se recurre a una opción más potente: un preparado hormonal conocido como MPA o CMP, una forma de progestágeno especialmente potente —el Hulk de las hormonas luteínicas—, capaz de despegar el revestimiento adherido a la pared del útero.

Antes de plantear un legrado, debe priorizarse el tratamiento farmacológico, que en la mayoría de los casos resulta eficaz. Solo cuando el sangrado es muy abundante o prolongado, o si la ecografía muestra una imagen del endometrio que genera dudas o sospechas, el legrado se convierte en una opción justificada.

Algunos especialistas en terapia hormonal barajan una hipótesis intrigante: que ese sangrado imprevisto podría deberse a una efímera reactivación del ovario, estimulada por las propias hormonas. Como un último destello de actividad antes del silencio definitivo. No es una idea tan improbable: muchas mujeres continúan experimentando sofocos o sensibilidad en los senos incluso en edades avanzadas, como si el ovario, desde su retiro, todavía lanzara señales dispersas... recordando que se ha retirado, sí, pero no del todo enmudecido.

10. ¿Hormonas en la saliva o en la sangre?

Esta es una cuestión que divide opiniones. Igual que hay quienes prefieren la tortilla con cebolla o sin ella, o quienes acompañan las patatas fritas con kétchup o mayonesa, también hay médicos que confían a ciegas en los exámenes de saliva para medir el nivel de las hormonas y otros que solo consideran válidos los análisis en sangre.

Quienes apoyan el test de saliva afirman que los valores que aparecen en ella son los reales, no adulterados; quienes lo rechazan dicen que las concentraciones en saliva fluctúan demasiado. Para el análisis salival, la paciente debe recoger muestras de saliva por la mañana, nada más levantarse, en tres tubos, embalarlos y enviarlos al laboratorio.

Yo, personalmente, he utilizado ambos métodos y veo más práctico el análisis de sangre: es rápido y la paciente no tiene que hacer nada en casa. Pero esto, sin duda, es una cuestión de preferencias, y no creo que ninguno de los dos procedimientos sea del todo desacertado.

11. ¿Tiene sentido hacerme un análisis hormonal si no presento ningún síntoma de menopausia?

Hay mujeres que no tienen ninguna molestia durante la perimenopausia o la postmenopausia. Suele tratarse de mujeres con curvas o algo de sobrepeso, ya que su tejido adiposo sigue produciendo suficiente cantidad de estrógenos.

Yo soy partidaria, en general, de analizar primero las hormonas en sangre y comprobar si existe un déficit, para luego valorar si eso encaja con tu situación personal. Preferiría corregir un déficit, aunque no tengas síntomas, antes que dejarte en una situación de carencia durante mucho tiempo.

Si llegamos a la conclusión de que no necesitas nada, recuerda que ese análisis no es más que una instantánea de la situación actual: lo ideal sería repetir la analítica una vez al año para ver si ha habido algún cambio.

12. En el prospecto de mi progesterona micronizada pone que está indicada solo para mujeres con útero. Sin embargo, mi ginecóloga me la recetó porque no puedo dormir por las noches. ¿Debería dejar de tomarla?

Puedes estar tranquila. La confusión proviene, en parte, de la forma ambigua en que está redactado el prospecto: en ningún momento se prohíbe el uso de progesterona. El problema es que persiste la idea, ya obsoleta, de que su única función es contrarrestar los efectos del estrógeno sobre el endometrio. Esa visión es limitada y profundamente errónea, pues pasa por alto los múltiples beneficios que la progesterona ejerce en el resto del organismo, especialmente su capacidad para aportar calma y equilibrio. De ahí que algunos piensen: «Si no hay útero, no sirve para nada». Y nada más lejos de la realidad.

13. Después de hablar con mi médico, estaba decidida a iniciar el tratamiento con hormonas bioidénticas. Pero la farmacéutica puso en duda todo lo que me habían explicado y aseguró que el producto recetado no era bioidéntico, sino sintético. Desde entonces, la duda no ha dejado de rondarme: ¿a quién debo hacer caso?

Las farmacéuticas tienen la obligación de informar a las pacientes sobre todo lo que dispensan. Eso no solo provoca interminables discusiones en el mostrador (y no, a ellas tampoco les hace ninguna gracia), sino que también implica que deben ceñirse estrictamente a lo que pone en los prospectos. Una farmacéutica no es médica, y mucho menos ginecóloga; por tanto, no tiene experiencia clínica directa ni seguimiento de pacientes reales.

Si tu médico te ha recetado estradiol y progesterona de las maneras que ya he mencionado, puedes estar segura de que son bioidénticas. Por supuesto que han sido sintetizadas en un laboratorio, a partir de la diosgenina, y en ese sentido sí que son «sintéticas», ya que no provienen directamente de la planta de la que se extrae la diosgenina.

Otra cosa muy distinta es cuando el principio activo de tu medicamento aparece descrito, de forma vaga, como «estrógenos», aunque el prospecto insiste en que se trata de «estrógenos naturales». Las farmacéuticas conocen bien el poder de las palabras y no dudan en aprovecharlo: esa etiqueta ambigua suele ocultar mezclas de estrógenos de origen equino, presentes en muchos preparados combinados —los llamados zombis— que circulan aún en el mercado. Es decir, naturales son… pero ¿de qué origen? ¿Humano o animal? Eso no se especifica. En cambio, cuando en la caja se especifica «estradiol», puedes estar segura de que lo que contiene es, exactamente, estradiol. Sin rodeos. Créeme.

14. Por motivos de salud no puedo tomar hormonas. ¿Qué otras opciones tengo?

No todas las mujeres pueden optar a una terapia hormonal sustitutiva. Aquellas que han tenido un cáncer de mama con receptores hormonales positivos deberían evitarla. También deben pensárselo muy bien aquellas mujeres portadoras de los genes BRCA1 o BRCA2, que aumentan el riesgo de cáncer de mama y de ovario. Angelina Jolie, por ejemplo, es portadora de uno de estos genes. Por eso, tomó la decisión de extirparse preventivamente los pechos a los 37 años y los ovarios a los 39. Sospecho que sigue una terapia con hormonas bioidénticas bajo un control médico riguroso. De lo contrario, sería médicamente cuestionable extirparle los ovarios a una mujer tan joven. Además, no tendría ese aspecto tan saludable, y dudo que pudiese llevar la vida que lleva, con seis hijos y una carrera profesional tan activa. (Claro que, por otro lado, se separó de Brad Pitt... y eso también podría interpretarse como una señal de perimenopausia: ese momento en el que una ya no está dispuesta a tolerar lo que antes aguantaba sin rechistar).

También existen ciertas restricciones para mujeres que hayan sufrido una trombosis venosa profunda, una embolia pulmonar, un ictus o un infarto. En estos casos, el uso de hormonas debe evaluarse con especial cuidado. Cuando se administran por vía transdérmica, el riesgo de trombosis no se incrementa; y si los ovarios continúan activos, no tendría sentido extirparlos quirúrgicamente tras un ictus. Cada situación debe analizarse de forma individual, con criterio y prudencia. Si hay síntomas que afectan la calidad de vida, yo optaría por iniciar un tratamiento hormonal antes que permanecer sin hacer nada. Pero, como siempre, se trata de una decisión íntima y personal, que cada mujer debe tomar por sí misma.

Lo que sí debería formar parte del cuidado íntimo de toda mujer es una crema vaginal de estriol —sí, incluso en quienes han tenido cáncer de mama—. Y no es una exageración. El organismo no la absorbe de forma sistémica, y prescindir de ella puede traducirse en un deterioro considerable de la salud vaginal y urinaria, especialmente por la falta de estrógenos. También existen óvulos vaginales con dosis muy bajas de estriol, enriquecidos con bacterias lácticas, que pueden usarse a diario sin inconvenientes.

En el próximo capítulo, abordaremos en detalle las alternativas sin hormonas: qué funciona de verdad, qué no, y cómo distinguir entre promesas vacías y soluciones eficaces.

Propuestas médicas más allá de la terapia hormonal

La medicina alternativa reúne enfoques de carácter holístico que buscan tratar a la persona en su totalidad, no solo aliviar sus síntomas. Muy a menudo —y especialmente en este ámbito— el propósito es estimular la capacidad de autorregeneración que posee el propio organismo. Este principio es tan antiguo como la humanidad misma; desde siempre se ha intentado combatir enfermedades y epidemias con los medios que se tenían a mano.

En la actualidad, hay muchas opciones de tratamiento que no recurren a fármacos. Sin embargo, al intentar abarcarlo todo, es fácil sentirse desbordada y terminar con más dudas que certezas.

 Conviene saber

Lo sé, insisto una y otra vez... pero no por ello dejaré de decirlo: los métodos no hormonales pueden aliviar los sofocos, sí, pero no pueden sustituir a las hormonas. Es decir, aunque consigan reducir tus síntomas, lo único que habrás logrado será silenciar la señal de alarma que tu cuerpo estaba enviando. El riesgo de padecer osteoporosis, enfermedades cardiovasculares, depresión, así como trastornos vaginales o urinarios, seguirá ahí, intacto.

Las alternativas no pueden suplir un déficit hormonal sistémico, y es fundamental tenerlo claro. Es algo tan esencial para mí que, por más que me repita, siento la necesidad de insistir: no existe absolutamente nada, nada, que se acople con tanta precisión a los receptores de estrógeno como el propio estrógeno. Solo las hormonas que son idénticas a las que el cuerpo produce de forma natural tienen la capacidad de corregir una carencia verdadera y prevenir sus consecuencias más severas. Dicho esto, las opciones complementarias pueden ser de gran ayuda: alivian los síntomas y, en algunos casos, contribuyen a prevenir enfermedades que surgen de forma secundaria como resultado del déficit hormonal.

Dentro de la medicina alternativa, los métodos disponibles pueden agruparse en cuatro grandes categorías:

1. Ayudas locales
2. Medicina mente-cuerpo
3. Preparados de origen vegetal
4. Sistemas de sanación pertenecientes a medicinas alternativas

1. Ayudas locales

En esta categoría agrupo todos aquellos métodos que actúan sobre la piel, las mucosas o los órganos sensoriales para aliviar las molestias.

Bacterias de Döderlein

La salud vaginal depende en gran medida de la presencia de las bacterias de Döderlein, fundamentales para mantener el equilibrio del entorno íntimo y defenderlo de microorganismos procedentes del intestino o del exterior. Estos grupos invasores —como el *E. coli* o los *Enterococcus*— habitan en la vagina en pequeñas cantidades, a la espera de que las Döderlein se debiliten. Cuando eso ocurre, aprovechan la oportunidad para ocupar su lugar y adueñarse del ecosistema vaginal. La supervivencia de las Döderlein está estrechamente ligada al nivel de estrógenos en la mucosa vaginal. Ante una carencia hormonal prolongada o una atrofia, estas bacterias beneficiosas desaparecen y dejan el terreno libre para la colonización por parte de agentes patógenos.

Por ello, es esencial conservarlas o reponerlas, algo que puede lograrse de forma sencilla mediante preparados de ácido láctico disponibles en farmacia. Los óvulos vaginales que contienen pequeñas dosis de estriol son especialmente útiles, ya que permiten alimentar a las Döderlein con su ración diaria. Como ya sabemos, el uso local de estriol está permitido incluso en mujeres que han tenido cáncer de mama, pues no llega al torrente sanguíneo y actúa únicamente a nivel local.

Láser de CO_2

Cuando se trata de salud vaginal, tengo plena confianza en el láser de CO_2, del que ya hablé en el capítulo dedicado a la atrofia. Este método, relativamente reciente, consiste en aplicar haces de láser de CO_2 sobre la mucosa vaginal. La luz actúa directamente sobre las capas superficiales de la piel, estimulando y reactivando las células. El tratamiento es breve —cada sesión dura entre cinco y diez minutos—, prácticamente indoloro, y requiere un mínimo de tres aplicaciones para lograr resultados visibles, aunque pueden ser necesarias hasta cinco. Las sesiones se espacian entre cuatro y seis semanas, según el caso.

Los haces de láser activan las células responsables de la lubricación vaginal, que habían dejado de funcionar correc-

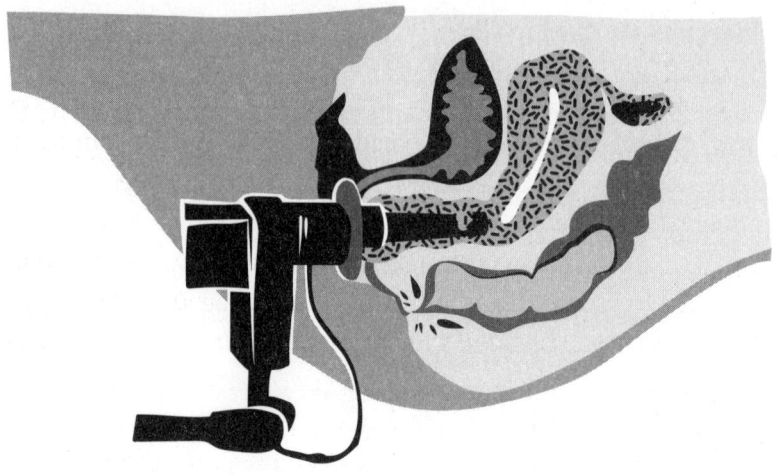

tamente debido al déficit hormonal. Estas células, conocidas como fibroblastos, retoman su función y vuelven a producir ácido hialurónico, una sustancia clave para mantener la hidratación de los tejidos. Además, el estímulo del láser favorece la regeneración de fibras elásticas, devolviendo a la vagina su capacidad natural de dilatarse. En ausencia de estrógenos, la entrada vaginal pierde flexibilidad y se vuelve rígida, incapaz de alargarse como lo haría de forma natural durante la excitación sexual. Las cicatrices de la episiotomía, que tal vez habían permanecido silenciosas durante años, pueden empezar a doler de verdad. Con el tiempo, la lubricación natural disminuye, lo que da lugar a escozor, picor e incluso secreciones molestas.

Aunque pueda parecer un tratamiento sofisticado, el láser de CO_2 se basa en el principio ancestral de la lesión controlada. A través del calor que generan los haces de luz, se activa un proceso de regeneración en los tejidos. La mucosa vaginal se renueva, recuperando la humedad, la elasticidad y el colágeno. También se forman nuevos vasos sanguíneos, lo que mejora la irrigación y, con ello, la vitalidad de la zona. Los estudios demuestran que los mejores resultados se obtienen cuando el tratamiento se combina con pequeñas dosis de estriol. Sin embargo, incluso en ausencia de estrógeno, los efectos son notables: podríamos decir que este método logra retrasar el reloj vaginal entre cinco y diez años. Prácticamente todas las mujeres experimentan mejoras, y los efectos secundarios son mínimos. He tenido la suerte de ayudar a muchas pacientes con este tratamiento, especialmente a aquellas que buscaban con desesperación recuperar —o simplemente salvar— su vida sexual. Algunas llegan a la consulta con la mirada apagada, derrotadas. Pero tras la tercera sesión, muchas se marchan con una sonrisa serena y una luz nueva en los ojos. Ver ese cambio, tan íntimo y tan profundo, es una de las mayores recompensas que puede recibir una médica. Porque no hay mayor satisfacción que saber que tu trabajo transforma la vida de quienes acuden a ti en busca de alivio.

Aromaterapia con aceites esenciales

Se han realizado varios estudios sobre el uso del aceite de lavanda como apoyo frente a los trastornos del sueño y los sofocos. En uno de ellos se observó una reducción del 50 por ciento en la frecuencia de los sofocos. Otros tres estudios concluyeron que los masajes con aceite de lavanda eran más eficaces que los masajes convencionales para aliviar sofocos y síntomas depresivos, lo cual resulta comprensible: este tipo de cuidado activa los mecanismos naturales de autorregulación del cuerpo, dentro de una estrategia consciente de reducción del estrés. Cuando disminuyen los niveles de cortisol y el cerebro logra relajarse, las mujeres sometidas a tensión constante encuentran un alivio que no solo es perceptible, sino profundamente reparador.

Vitamina E

La vitamina E ha mostrado resultados prometedores en el tratamiento de los síntomas asociados a la atrofia cuando se administra por vía vaginal. Gracias a sus propiedades antioxidantes, es muy eficaz para reducir la inflamación y aliviar pequeñas fisuras o irritaciones en la mucosa vaginal. También se han observado beneficios por vía oral: en un estudio, las mujeres que tomaron 400 UI diarias durante cuatro semanas experimentaron una reducción promedio de dos sofocos al día en comparación con el grupo placebo. Estos datos respaldan su utilidad como apoyo complementario en el abordaje de los síntomas climatéricos.[54]

... ¿y qué métodos han demostrado tener poco o ningún efecto real?

Las cremas hidratantes convencionales para la zona vaginal, al igual que las pomadas con base grasa que suelen contener aceites minerales, tienen un efecto muy limitado. No curan, ni están pensadas para hacerlo. Es cierto que una pomada calmante puede aliviar momentáneamente las molestias, pero no constituye un tratamiento en sí. Sin embargo, a muchas mujeres se les transmite la idea equivocada de que basta con aplicarse una crema hidratante, como si se tratara de la piel seca de los codos o las rodillas. Y no, eso no es suficiente para tratar una atrofia vaginal, prevenir infecciones recurrentes ni evitar la incontinencia.

Lamentablemente, el miedo a los tratamientos hormonales se explota con frecuencia, y no son pocos los productos que se publicitan de forma insistente —en revistas femeninas o incluso en televisión— como soluciones para el «cuidado íntimo». Aunque celebro que por fin se hable abiertamente del tema, conviene poner estas propuestas en perspectiva. Una vagina sana no necesita ningún producto externo, y un exceso de cuidados puede resultar, incluso, perjudicial. Por eso me pregunto hasta qué punto tiene sentido utilizar este tipo de cremas. En mi experiencia, las mujeres recurren a ellas cuando sienten molestias: flujo irritante, escozor, o dolor durante las relaciones sexuales. Pero lo que necesitan de verdad no es un producto cosmético, sino un tratamiento adecuado, específico y eficaz.

2. Medicina mente-cuerpo

Yoga

Quien desee un enfoque que contemple cuerpo y mente como una unidad inseparable no debería pasar por alto el yoga. Hay numerosos estudios que han demostrado que el yoga ayuda eficazmente a gestionar el estrés, a combatir los trastornos del sueño y a mejorar la calidad de vida.

Incluso existe el llamado yoga hormonal, desarrollado por una brasileña llamada Dinah Rodrigues. Esta instructora observó mejoras notables en el equilibrio hormonal de sus alumnas y sostiene que la práctica regular de su método puede aumentar la fertilidad. Asegura, además, que con constancia en los ejercicios es posible duplicar los niveles de estrógeno en sangre. Rodrigues

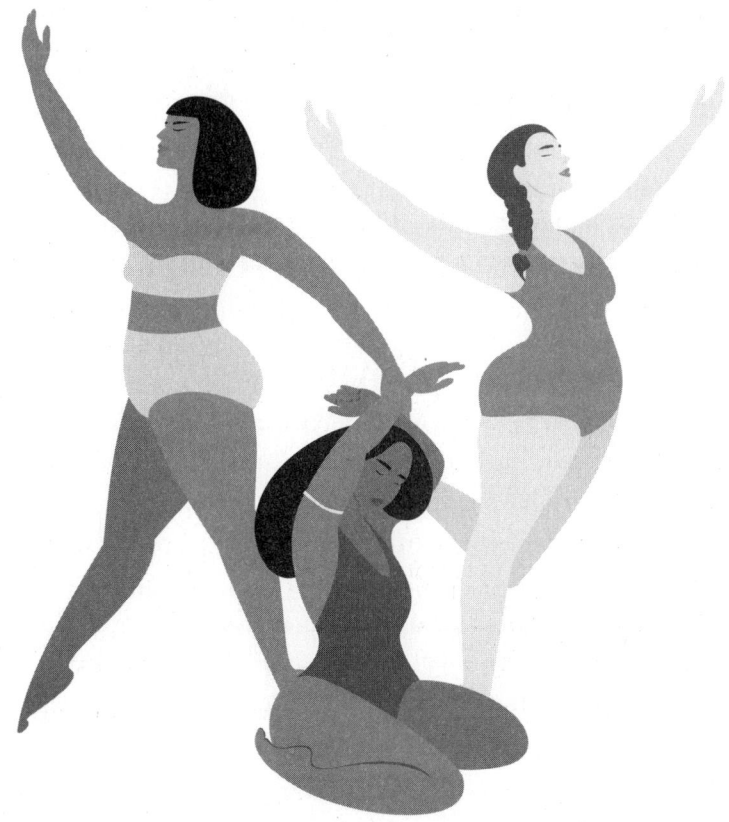

irradia energía, vitalidad y serenidad. Actualmente roza los 100 años y su aspecto es una prueba viviente de lo que predica.

Hasta aquí, nada que objetar. El yoga, sin duda, aporta múltiples beneficios. Sin embargo, me veo en la necesidad de matizar que el llamado yoga hormonal, por sí solo, no basta para elevar los niveles hormonales de forma significativa. Para empezar, es importante recordar que las pequeñas variaciones en los niveles de estradiol son completamente normales, sobre todo al iniciarse una nueva actividad física. Incluso si esos niveles llegaran a duplicarse —por ejemplo, de 4 ng/l a 8 ng/l, o incluso a 12 ng/l— seguirían estando muy por debajo del umbral considerado óptimo para el bienestar hormonal. Además, las afirmaciones en las que se apoya el método de Dinah Rodrigues corresponden, desde el punto de vista científico, a observaciones anecdóticas: casos aislados, sin controles ni criterios claros de inclusión. Cuando no hay una muestra de gente homogénea ni una metodología rigurosa que respalde los resultados, lo que queda es una percepción subjetiva, por muy bienintencionada que sea.

La conclusión es clara: yoga, sí. De hecho, es altamente recomendable, incluso indispensable, como parte de un enfoque integral del bienestar. Pero no puede ni debe presentarse como una solución única ni milagrosa a los desequilibrios hormonales.

Programa de reducción del estrés mediante *mindfulness*

Esta técnica, conocida por sus siglas en inglés como MBSR *(Mindfulness-Based Stress Reduction)*, combina meditación, ejercicios de respiración y también posturas de yoga, y se centra en la aceptación y la atención plena a una misma. A través de la atención plena y mediante meditaciones guiadas se busca observar lo que ocurre sin emitir juicios de valor. La idea es permanecer en el momento presente durante una situación de estrés. Varios estudios han demostrado que mejora la calidad de vida y del sueño, aunque los síntomas de la menopausia en sí no varían demasiado. Se trata más bien de aprender a convivir con los síntomas mediante prácticas guiadas. A esto se le suma el concepto de aceptación radical: en lugar de estresarse por haberse vuelto a despertar a las cuatro de la mañana sin poder volver a dormir, el objetivo es tomar conciencia de ello, no juzgarlo y aceptarlo. Naturalmente, este proceso requiere tiempo, práctica y, en muchos casos, la guía de alguien con experiencia.

Hipnosis / Terapia conductual

La hipnosis actúa a través de una combinación de relajación profunda y sugestión dirigida, y ha mostrado resultados notables en diversos estudios: se ha registrado una reducción de hasta un 74 por ciento en los sofocos, así como mejoras significativas en la calidad del sueño.[55] En este estado de conciencia, las imágenes mentales asociadas a la menopausia y sus molestias se sustituyen deliberadamente por representaciones positivas, con el objetivo de reprogramar la respuesta del cerebro. Aunque en Europa su uso todavía no está muy extendido, la *North American Menopause Society* la reconoce como una opción terapéutica de bajo riesgo y con buenos resultados.

Por su parte, la terapia conductual es un tratamiento psicológico de duración limitada, llevada a cabo por una terapeuta especializada. A través del diálogo, se busca incorporar nuevas pautas de comportamiento que ayuden a transitar mejor los síntomas de la perimenopausia. Suele incluir ejercicios de respiración, técnicas de regulación emocional o la elaboración conjunta de estrategias prácticas para afrontar los sofocos y las alteraciones del sueño de una forma más serena y eficaz.

3. El poder de las plantas: alternativas naturales para tu salud

En este apartado intento reunir todo lo que actualmente ofrece el mercado, con el propósito de discernir qué productos cuentan con datos sólidos y fiables respaldados por estudios, y cuáles, en cambio, no justifican el gasto. También es fundamental hablar de los posibles efectos secundarios, porque lo «natural» no siempre significa «inofensivo». Basta pensar en el alcohol, una de las sustancias naturales y terapéuticas más antiguas que existen... y, sin embargo, bien sabemos los estragos que puede causar en exceso.

Cimicífuga

Una planta muy habitual, comercializada con frecuencia como una medicina que alivia los síntomas del climaterio, es la cimicífuga, también conocida como cohosh negro o raíz de mujer. Se dice que esta planta estimula el receptor de estrógenos (aunque no pertenece al grupo de los fitoestrógenos, de esos hablaremos más adelante). En los estudios realizados, los resultados no demostraron una eficacia suficiente contra los sofocos, la falta de deseo sexual, la atrofia vaginal, ni tampoco una mejora en la salud ósea ni en la calidad de vida. Y, más allá de los datos científicos, conozco muy pocos casos en los que la cimicífuga haya producido una mejoría duradera y significativa; en mi experiencia, quizá una de cada veinte pacientes.

Algunos estudios que analizaron preparados de cimicífuga y *Hypericum perforatum* (conocida como hierba de San Juan) sí observaron una mejoría tanto en los síntomas menopáusicos como en los estados depresivos. Sin embargo, sigue sin esclarecerse si ese efecto se debe realmente a la combinación de ambas plantas o si la mejoría es atribuible, sobre todo, a la acción antidepresiva de la hierba de San Juan.

Por otro lado, se ha observado que la cimicífuga puede estimular el endometrio a largo plazo, es decir, la mucosa que recubre el útero. Su acción estrogénica parece existir, aunque probablemente sea tan leve que resulte insuficiente frente a síntomas menopáusicos intensos o complejos.

En cuanto a los efectos secundarios, no son desdeñables: se han reportado trastornos gastrointestinales, reacciones alérgicas cutáneas e incluso casos de hepatitis aguda.

Fitoestrógenos

Durante mucho tiempo pensé que los fitoestrógenos eran simplemente todos los productos medicinales de origen vegetal. Estaba equivocada. *Phyto* significa «planta» en griego, sí, pero los fitoestrógenos no son cualquier extracto vegetal, sino compuestos específicos derivados de plantas que ejercen un efecto similar al de los estrógenos en el cuerpo. No se utiliza la planta entera como principio activo, sino que se aísla una molécula concreta con esa acción hormonal.

Los fitoestrógenos más conocidos provienen de la soja, el trébol rojo, las semillas de lino y el lúpulo. Tanto la soja como el trébol rojo contienen isoflavonas, a las que se atribuye un efecto estrogénico moderado. Las semillas de lino aportan lignanos, y del lúpulo se extrae el 8-PN, una sustancia que presenta el efecto estrogénico más potente de todos los fitoestrógenos conocidos —de ahí que, con los años, algunos hombres que consumen grandes cantidades de cerveza puedan desarrollar cierto aumento mamario.

Aunque existen numerosos estudios sobre fitoestrógenos, sus resultados son difíciles de comparar, ya que varían mucho en cuanto a diseño, dosificación y población estudiada. Algunos muestran una reducción significativa de los sofocos, mientras que otros concluyen que no son más eficaces que el placebo. Sigue circulando la idea de que las mujeres asiáticas no sufren síntomas menopáusicos porque consumen mucha soja. Sin embargo, hay pocas bases sólidas para sostener esa afirmación. Es más probable que, por cuestiones culturales, muchas mujeres asiáticas no hablen abiertamente de sus molestias. En caso de malestar, suelen recurrir primero a la medicina tradicional de su país. El profesor Alfred Mueck, uno de los mayores especialistas en hormonas de Europa, fundó una importante clínica de menopausia en China. Allí, las mujeres acuden en gran número, lo que demuestra que la necesidad de información y de tratamientos hormonales en ese país es, en realidad, mucho mayor de lo que se pensaba.

Extracto de polen

En los países escandinavos se ha popularizado el uso de un extracto de polen floral que, según los estudios disponibles, no actúa sobre los receptores hormonales, lo que lo convierte en una opción potencialmente segura para mujeres que han tenido cáncer de mama. Los estudios demuestran que, tras doce semanas de tratamiento, las mujeres que lo tomaron experimentaron una reducción de los sofocos de entre un 23 y un 27 por ciento. También se observaron mejoras leves, aunque constantes, en otras áreas como el cansancio, la vitalidad, el estado de ánimo y la calidad de vida en general. En comparación con el placebo, los resultados fueron modestamente superiores, pero lo bastante consistentes como para despertar interés clínico en este tipo de preparados.[56]

Ñame silvestre

El ñame silvestre se emplea en la medicina tradicional china para tratar los síntomas del climaterio. Pero, como ya sabemos, las cremas elaboradas con ñame silvestre no sirven absolutamente de nada, y tampoco se ha demostrado ninguna eficacia contra los sofocos en forma de extracto.[57] El cuerpo humano no puede extraer del ñame la sustancia llamada diosgenina del modo en que se hace en el laboratorio para producir hormonas bioidénticas. Por eso, por favor, no caigas en las falsas promesas de ciertos productos que se ofrecen por internet y que anuncian la crema de ñame como si fuera la panacea: no sirven para nada. Existe, eso sí, un estudio que menciona un efecto beneficioso *psicológico* tras la ingesta oral de extracto de ñame silvestre.[58]

Aceite de onagra

Es bastante popular en mi país de origen, Estados Unidos, donde se lo conoce como *Evening Primrose Oil*. Algunos estudios han observado cierto efecto del aceite de onagra sobre la frecuencia e intensidad de los sofocos, aunque la mejoría, siendo honestos, es bastante modesta. En una investigación, por ejemplo, el grupo que recibió placebo experimentó una reducción del 32 por ciento en la frecuencia de los sofocos, mientras que en el grupo tratado con aceite de onagra esa reducción fue del 39 por ciento tras seis semanas. En cuanto a la intensidad, el grupo de la onagra mostró una disminución del 42 por ciento, frente al 32 por ciento en el grupo placebo.

Estos resultados contrastan con lo que suelen afirmar muchas revistas femeninas, donde se promocionan plantas medicinales como si fueran soluciones suaves, seguras y, sobre todo, eficaces. Entiendo que hoy en día no está bien visto hablar con escepticismo sobre los remedios naturales —parece casi un acto de traición—, pero mi intención no es desacreditar nada, sino decirte la verdad. Y la verdad es que intentar combatir síntomas menopáusicos intensos únicamente con preparados vegetales suele ser tan eficaz como intentar apagar un incendio doméstico con una manguera de jardín. Si tu amiga toma productos de origen vegetal y a ella le funcionan, me alegro por ella. Pero eso, en primer lugar, no garantiza que a ti te ocurrirá lo mismo. Y en segundo lugar, incluso cuando estos productos ayudan, lo hacen —al menos en mi experiencia— de forma limitada y casi siempre por un tiempo breve, no de manera sostenida.

 Desmontando mitos

La impactante verdad sobre las plantas

La mayoría de los preparados de origen vegetal han mostrado resultados poco convincentes en los estudios sobre el tratamiento de los sofocos: en general, su efecto ha sido apenas superior al del placebo. Y conviene subrayarlo con claridad: estos productos no pueden corregir un déficit hormonal ni prevenir sus consecuencias a largo plazo. Por muy naturales que sean, no sustituyen lo que el cuerpo ha dejado de producir.

4. Sistemas de sanación pertenecientes a medicinas alternativas

En esta categoría se incluyen la homeopatía, la acupuntura y la medicina tradicional oriental. Estos tres enfoques, que forman parte de sistemas médicos completos y con una larga tradición, no se prestan fácilmente a la evaluación mediante los criterios estrictos de la investigación científica convencional. ¿La razón? Su aplicación es profundamente individualizada, como veremos más adelante. Realizar estudios clínicos rigurosos sobre estas terapias resulta especialmente complejo, ya que no se enfocan en tratar síntomas aislados, sino que contemplan a la persona como un todo: cuerpo, mente y entorno.

En el caso de la homeopatía, por ejemplo, la elección del tratamiento no se basa únicamente en un diagnóstico clínico puntual, sino en la observación minuciosa de todos los síntomas que manifiesta la paciente —sin dejar ninguno fuera— y en la interpretación del conjunto. Así, una mujer que sufra sofocos únicamente durante la noche, tenga sabor ácido en la boca y las manos siempre húmedas, recibirá un tratamiento completamente distinto al de otra que experimente enrojecimiento facial varias veces al día, sudoración intensa en el cuero cabelludo y sensación frecuente de frío. Cada cuadro es único, y por eso también lo es el remedio.

En un estudio realizado en la India, la homeopatía mostró buenos resultados en el tratamiento de los síntomas de la menopausia, con mejoras observadas en los sofocos, la calidad del sueño, los estados de ansiedad y los episodios depresivos.[59] Sin embargo, conviene señalar que dicho estudio, como muchos otros en este ámbito, no incluyó un grupo placebo, lo que limita la solidez de sus conclusiones. Otros trabajos han arrojado resultados menos alentadores. En general, la mayoría de los estudios sobre homeopatía presentan muestras pequeñas y metodologías difíciles de comparar entre sí. Al igual que ocurre con las hormonas bioidénticas, surge una pregunta inevitable: ¿quién financiaría un estudio riguroso, de gran escala y con un diseño complejo en este campo? Está claro que las grandes farmacéuticas no tienen ningún interés en invertir en terapias que no puedan patentar ni comercializar de forma masiva.

En homeopatía se utilizan preparados como *Sepia*, *Lachesis*, *Calcarea carbonica*, *Lycopodium* y *Sulphur*, entre otros. Dentro del grupo de sustancias no hormonales, los tratamientos homeopáticos parecen ser, en mi experiencia, los que mejores resultados ofrecen: las pacientes que han optado por este camino suelen ser, por lo general, las más satisfechas. En cualquier caso, si se desea explorar esta vía, recomiendo consultar con un terapeuta con experiencia específica en menopausia y valorar la homeopatía como complemento a una terapia hormonal bioidéntica, o bien como alternativa cuando no se desean tomar hormonas en absoluto.

También resulta complejo evaluar científicamente la eficacia de la acupuntura y de la medicina tradicional oriental. Los datos disponibles son muy dispares: mientras algunos estudios reportan una mejoría significativa de los síntomas de la menopausia gracias a la combinación de acupuntura y fitoterapia china, otros apenas muestran diferencias relevantes frente al grupo de control. Desde mi punto de vista, cada persona está configurada de manera única, y lo que para unas funciona con gran eficacia, en otras puede no generar ningún efecto perceptible. Algunas mujeres experimentan una clara mejoría con estos enfoques, mientras que otras no notan ningún cambio. No está del todo claro si esta variabilidad se debe a las particularidades del tratamiento, a las expectativas de cada paciente o a otros factores aún por identificar.

... y por último: el doctor Placebo es un buen médico.

Lo digo sin ironía alguna. Porque, tanto en la medicina complementaria como en la convencional, el efecto placebo es un fenómeno real y debe tomarse muy en serio. Sin embargo, en el ámbito de la medicina tradicional —aún muy marcado por lo masculino— se nos ha enseñado a restarle importancia, a considerarlo casi como una ilusión o un engaño. Pero en realidad, el placebo representa una parte esencial del proceso de sanación, siempre que lo entendamos correctamente: como una curación que nace de una certeza íntima, de la convicción profunda de que todo irá mejor, simplemente porque una siente que está en buenas manos.

Eso puede traducirse, por parte del médico, en una actitud de cercanía: un abrazo cálido, una escucha atenta, una respuesta que aporte calma, tiempo ofrecido sin prisas. Para mí, eso encarna el lado femenino de la medicina. No porque las médicas sean mejores que los médicos —no lo son, ni falta que hace decirlo—, sino porque en esa actitud reside la verdadera fuerza de la naturaleza: una fuerza que no opera bajo mínimos ni en modo ahorro, sino que actúa desde la expansión, la entrega y la abundancia.

Por supuesto, no siempre podemos ejercer de esa manera. La eficiencia, el orden, la rapidez —atributos más asociados a lo masculino— también son necesarios en la consulta, si no queremos que los pacientes pasen horas en la sala de espera.

Pero, aun así, el llamado efecto placebo —que bien podríamos rebautizar como confianza— quizá sea el elemento más poderoso en cualquier proceso de curación. Y merece todo nuestro respeto.

6.

CONVIERTE A TU GINECÓLOGO EN UN ALIADO – QUÉ PREGUNTAR, CUÁNDO Y CÓMO

Ha llegado el momento de hablar de la segunda persona más importante en esta etapa de tu vida: tu ginecólogo o ginecóloga. La elección de esta persona debe adquirir a partir de ahora una importancia especial, porque del mismo modo que en la adolescencia elegimos a nuestro primer ginecólogo, o que buscamos a conciencia una ginecóloga para el seguimiento del embarazo, necesitamos —y esto es realmente esencial— un profesional médico de confianza que nos acompañe durante esta etapa tan particular.

No todos los ginecólogos están especializados en la menopausia, porque no se nos forma específicamente para ello. Tras completar la especialidad, cada médico puede desarrollar un área de interés concreta y especializarse aún más. Algunos colegas son expertos en ecografías mamarias y biopsias de mama. Otros son prácticamente dioses a la hora de detectar anomalías en las ecografías del embarazo. Y está bien que sea así, porque nadie puede dominarlo todo. Muchos ginecólogos que ejercen en consultas privadas son generalistas y hacen un poco de todo. Esto puede ser suficiente para atenderte durante la menopausia. Pero no olvides lo más importante: necesitas a alguien que comprenda que la perimenopausia no es una etapa puntual, sino un viaje largo, profundo y transformador. Un tránsito en el que se abre una ventana dorada: una oportunidad única para cuidar tu salud de forma preventiva y protegerte, en lo posible, de enfermedades futuras. El verdadero propósito del acompañamiento médico debería ser mantener tu vitalidad, tu energía y tu ánimo, para que puedas seguir persiguiendo tus sueños con libertad. Y, sobre todo, para que te sientas escuchada, contenida, y puedas hablar sin reservas de cualquier síntoma que surja en el camino.

Si tu ginecólogo es generalista y deseas que te acompañe durante esta etapa, pídele que te solicite una analítica hormonal. Para definir tu «zona de bienestar», lo ideal es hacerlo entre los días quinto y séptimo del ciclo, cuando te sientas equilibrada hormonalmente. Si ya no tienes la regla, hazte una analítica en cualquier momento; así puedes saber más o menos en qué fase del ciclo te encuentras. Ten en cuenta que, en muchos casos, esta prueba no está cubierta por la seguridad social o los seguros básicos, así que conviene preguntar de antemano si deberás asumir el coste por tu cuenta.

Si ya estás siguiendo un tratamiento con hormonas bioidénticas, es completamente normal que, al inicio, necesites hacerte análisis de sangre cada tres meses para evaluar cómo te sientes y cómo responde tu cuerpo. Los primeros meses suelen requerir varios ajustes hasta encontrar la dosis y el equilibrio adecuados. Durante la perimenopausia, además, es habitual que los niveles hormonales —y, con ellos, tus necesidades— fluctúen con cierta frecuencia. Por eso, es importante que tu ginecólogo te acompañe de cerca en este proceso. No dudes en pedirle que te informe periódicamente sobre el estado de tu entrada vaginal. Puede que llegue un momento en el que sea recomendable empezar a aplicar estriol de forma local. Nosotros, los ginecólogos, solemos detectar esos cambios mucho antes de que tú llegues a notarlos.

Lo que al principio puede parecer un proceso complejo, con muchas visitas al médico y ajustes constantes, con el tiempo se vuelve más sencillo y manejable. A medida que te familiarices con tu cuerpo y con el tratamiento, aprenderás a identificar las señales que te indican qué está ocurriendo y podrás coordinar los cambios necesarios con tu médico en consultas breves y eficaces. Sabrás, por ejemplo, que necesitas aumentar la dosis de gel de estrógenos si notas un aumento repentino de la sudoración, o que tu nivel de testosterona podría estar bajo si tu deseo sexual disminuye. Con ese conocimiento, las consultas médicas pueden reducirse, si ambas partes lo consideran adecuado, a tan solo diez minutos. Un beneficio tanto para el médico —que suele tener la sala de espera llena— como para ti, que ahorrarás tiempo y energía.

En un contexto donde los costes aumentan y los presupuestos sanitarios se reducen, es cada vez más importante llegar a la consulta bien informada. Además, acompañar a una mujer en la perimenopausia se vuelve una tarea mucho más enriquecedora para los profesionales de la salud cuando la paciente está implicada, informada y preparada. El diálogo se vuelve más ágil, las decisiones más claras, y el tiempo compartido, más valioso para ambas partes.

 ## Conviene saber

Cambia de ginecóloga o ginecólogo si...

... se niega tajantemente a solicitar una analítica hormonal, incluso cuando tú estás dispuesta a asumir el coste por tu cuenta.

... minimiza tu sexualidad, te insinúa que a tu edad deberías preocuparte de otras cosas o, peor aún, se burla de tu deseo de mantener una libido activa y funcional.

... intenta recetarte hormonas artificiales con gestágenos «zombi», en lugar de estradiol transdérmico y progesterona micronizada.

... se niega a recetarte gel de testosterona, a pesar de que dejas claro que conoces los riesgos y que asumes que es un uso fuera de indicación.

... insiste en suspender tu tratamiento hormonal a los cinco o siete años sin una razón médica justificada, a pesar de que te sienta bien y tu estado de salud es óptimo (y probablemente lo haga citando estudios antiguos con gestágenos «zombi»).

... te obliga a comprar cremas hormonales sin receta, sin ofrecerte alternativas cubiertas por el sistema de salud.

... te despacha con frases como «la menopausia no es una enfermedad», «es una etapa por la que hay que pasar» o «usted está envejeciendo, es lo que toca», sin ofrecerte apoyo ni opciones reales.

... ante síntomas como dolor articular, depresión, palpitaciones o insomnio, te deriva automáticamente a otro especialista sin plantearse siquiera si puede haber un origen hormonal.

... a pesar de que presentas síntomas claros, lo primero que te recomienda es un remedio natural, sin justificación médica alguna para no ofrecerte hormonas bioidénticas. Lo mismo si, ante una atrofia vaginal con molestias como escozor o picor, te vas de la consulta con una receta de vaselina o una pomada para el pecho.

Esta lista no me la he inventado yo; está compuesta por experiencias reales que muchas pacientes han compartido conmigo a lo largo del tiempo, y que reflejan situaciones que, por desgracia, muchas mujeres viven —de una forma u otra— en las consultas médicas. También quiero hablarte con total franqueza, aunque eso suponga arriesgarme a recibir una lluvia de críticas por parte de mis colegas. Pero ser honesta con quien busca orientación y cuidado está, para mí, por encima de cualquier incomodidad profesional.

El procedimiento suele ser más o menos el siguiente:

1. Extracción de sangre para analizar los niveles de estradiol, progesterona, testosterona libre, FSH y, en algunos casos, también SHBG (una proteína que se une a la testosterona y permite calcular cuánta cantidad queda libre y, por tanto, activa en el organismo).
2. Inicio del tratamiento con hormonas bioidénticas, ajustado de forma individual según los resultados analíticos y los síntomas.
3. Primera revisión a las seis u ocho semanas, para evaluar cómo ha respondido el cuerpo y, si es necesario, modificar la dosis.
4. Controles trimestrales durante los primeros meses del tratamiento, mientras se alcanza el equilibrio hormonal deseado.
5. Uno o dos controles anuales completos, que incluyan ecografía vaginal y mamaria como parte del seguimiento integral.
6. Una vez ajustado el tratamiento, los análisis hormonales pueden espaciarse y realizarse cada seis meses.

Pruebas adicionales

Detección precoz del cáncer

Existen diversos controles preventivos dirigidos a la detección temprana de enfermedades ginecológicas y oncológicas. Entre ellos se encuentran la citología cervical para identificar posibles alteraciones en el cuello del útero, la exploración manual de la pelvis y de las mamas, y, a partir de los 55 años, una prueba de sangre oculta en heces orientada a la detección precoz del cáncer colorrectal.

La citología cervical permite observar cambios celulares que, de no tratarse, podrían evolucionar hacia un cáncer de cuello uterino. Estas lesiones son fáciles de tratar si se detectan a tiempo. A partir de los 35 años se realiza también junto con la citología una prueba para detectar la presencia del virus del papiloma humano (VPH).

Este virus se transmite exclusivamente por vía sexual. No se contagia en baños públicos, saunas ni piscinas. El contagio ocurre durante las relaciones sexuales, ya sea por contacto genital directo o mediante el uso compartido de juguetes sexuales, lo cual también forma parte del acto sexual. El VPH es asintomático y, en el 90 por ciento de los casos, pasa completamente desapercibido para la persona infectada. Sin embargo, puede provocar alteraciones en las células del cuello uterino que se manifiestan en la citología con resultados anómalos. Se considera que este virus está presente en casi todos los casos de cáncer de cuello uterino registrados en el mundo.

Si la prueba del VPH es positiva y la citología muestra alteraciones leves, lo más habitual es pautar una revisión de control a los tres o seis meses, dependiendo del grado de esas alteraciones. Por el contrario, si el test de VPH resulta negativo y la citología es completamente normal, es suficiente con repetir el cribado del cuello uterino cada tres años a partir de los 35.

¡Pero atención! Eso no significa que puedas esperar tres años para volver al ginecólogo: ¡los controles anuales de mama y órganos pélvicos siguen siendo muy importantes!

Ecografía de los órganos pélvicos

Es fundamental realizar una ecografía transvaginal para explorar la parte inferior del abdomen. Este procedimiento permite examinar los ovarios, el útero y, en particular, el endometrio (la mucosa uterina), con el fin de comprobar si este está excesivamente engrosado.

Cuando se está en tratamiento hormonal, el equilibrio entre el estradiol y la progesterona no siempre se conserva, lo que

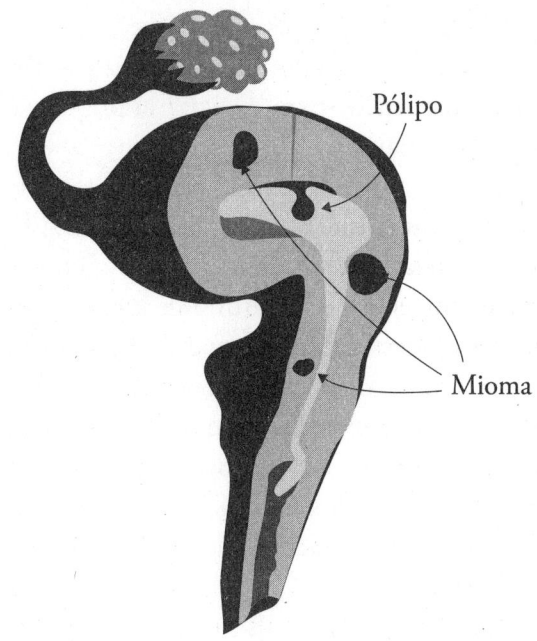

puede conducir poco a poco a una acumulación del endometrio que con el tiempo dará lugar a un sangrado.

Si una mujer comienza a sangrar de nuevo varios años después de la menopausia, debe someterse a un examen médico para determinar si hay un exceso de mucosa o si se trata de otra cosa. Otras posibles explicaciones podrían ser un pólipo uterino benigno o, en casos muy poco frecuentes, un tumor maligno en el útero.

Exploración mamaria

¡Los exámenes anuales de mamas son imprescindibles! Es cierto que conviene acostumbrarse a explorar los pechos con regularidad. No obstante, la experiencia me ha demostrado que solo una de cada diez mujeres lo hace de forma constante. El resto —y sí, me incluyo— apenas lo recuerda de vez en cuando, y casi siempre interrumpe la autoexploración al notar pequeños bultos por todas partes, lo que genera confusión y alarma.

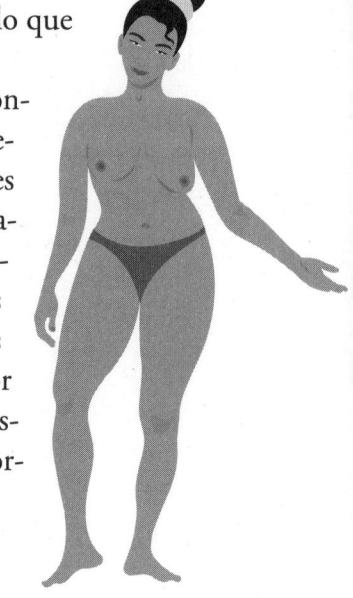

¡Eso no debería pasar! Lo ideal es encontrar una rutina que se adapte a ti y que puedas mantener con naturalidad. Si aún tienes la menstruación, el mejor momento para hacerte una autoexploración es durante o justo después del periodo, cuando los pechos suelen estar más blandos. También puedes establecer un calendario más espaciado, por ejemplo, coincidiendo con las vacaciones escolares o una vez cada tres meses. Lo importante es que conozcas tus pechos.

Conviene saber

Si aún tienes la menstruación y notas algo en el pecho, espera a que te baje el próximo periodo antes de alarmarte: los quistes pequeños en la mama son extremadamente comunes (aparecen en casi el 50 por ciento de las mujeres en algún momento sin que se den cuenta). Son completamente inofensivos y en la mayoría de los casos desaparecen tras la menstruación. Si no desaparecen, conviene que acudas a tu ginecólogo para que realice una revisión.

Pero ¿cómo se hace una autoexploración mamaria adecuada? Imagina que tu pecho es la esfera de un reloj, con el número doce en la parte más alta. Comienza por ese punto y recorre el contorno en círculos, acercándote poco a poco al pezón. Utiliza dos dedos extendidos —como si tocaras suavemente dos teclas de piano al mismo tiempo, siguiendo el ritmo de la melodía de *Tiburón*— y palpa con firmeza, pero sin hacerte daño. No olvides revisar también la zona de las axilas, donde pueden aparecer señales igual de importantes. Algunas mujeres, con especial atención, presionan suavemente el pezón para comprobar si hay alguna secreción. Si aparece líquido, no significa necesariamente que haya un problema, pero es aconsejable comentarlo con tu ginecóloga para quedarte tranquila.

Ecografía mamaria

Recomiendo comenzar a realizar ecografías mamarias periódicas a partir de los 30 años, idealmente una vez al año, y a partir de los 40 considerarlas imprescindibles. Gracias al ultrasonido es posible detectar muchas alteraciones antes de que puedan palparse, y en mamas naturalmente densas o con textura granulada el estudio ofrece una claridad rápida y fiable.

Esa es precisamente su gran ventaja: tanto los hallazgos benignos como los preocupantes suelen revelarse con nitidez, de modo que enseguida se sabe si es necesario actuar o si basta con observar con calma.

Mamografía: ¿te has vuelto loca?

A partir de los 50 años, muchas mujeres reciben una invitación bienal para participar en un cribado mamográfico. Se trata de una radiografía donde ambas mamas se comprimen entre dos placas, como si fueran una tortita: puede resultar algo incómodo, pero es un procedimiento rápido.

La mamografía permite detectar pequeños tumores incluso antes de que puedan palparse, especialmente gracias a la identificación de microcalcificaciones, pequeños depósitos de calcio en el tejido mamario que, en algunos casos, pueden ser indicio de un cáncer en fase temprana.

Dentro del programa de cribado oficial, este estudio suele estar cubierto sin coste adicional para las pacientes entre los

50 y los 79 años. A partir de los 80, deja de ofrecerse de forma sistemática, ya que, según los datos disponibles, el riesgo de desarrollar un nuevo cáncer de mama tiende a disminuir con la edad.

Mis pacientes y yo solemos bromear, no sin cierta dosis de sarcasmo, sobre esta exclusión, como si al llegar a los 80 años detectar un cáncer dejara de tener sentido, como si a esa edad ya «no mereciera la pena».

Las mamografías rara vez se indican —y cuando se hacen, suelen hacerse con cierta desgana— en mujeres menores de 50 años, ya que el tejido mamario en esa etapa sigue siendo muy denso y compacto. En una mamografía, el tejido glandular denso aparece de color blanco, al igual que los tumores; por eso, distinguir uno de otro resulta casi imposible, como intentar ver un oso polar a cien metros en medio de una tormenta de nieve. No obstante, incluso después de los 50 años, el tejido mamario puede seguir siendo denso, lo que dificulta del mismo modo la lectura e interpretación de las imágenes. En esos casos, muchos radiólogos recomiendan realizar una ecografía complementaria para obtener mayor claridad. Por ello, si tu tejido sigue siendo denso, quizá lo más acertado sea optar directamente por una ecografía mamaria, que puede ofrecerte una imagen más precisa y fiable que una mamografía convencional.

El uso sistemático de la mamografía como método de detección genera cierta controversia. Un estudio de renombre reveló que las mujeres que se someten regularmente a mamografías reciben más diagnósticos de cáncer de mama que aquellas que nunca se hacen esta prueba.[60] ¿Es la mamografía perjudicial para el pecho debido a la radiación? Todo indica que no. La hipótesis más extendida señala que este tipo de pruebas permite detectar una gran cantidad de tumores diminutos que, de no haberse buscado, probablemente habrían permanecido latentes, sin intención real de desarrollarse. Incluso hay quienes sostienen que muchos de estos tumores podrían llegar a desaparecer por sí solos. Cuando leí aquello, ya estaba sentada; de no haberlo estado, el asombro me habría obligado a hacerlo. ¿Tumores que desaparecen por sí solos, sin tratamiento, sin dejar rastro? La mera idea desafiaba todo lo que había aprendido como médica, formada en una escuela donde el cáncer era un enemigo silencioso pero implacable, una amenaza que debía combatirse en cuanto se hiciera visible. Y, sin embargo, esa revelación me abrió los ojos a una realidad más desconcertante: todavía sabemos muy poco. La biología tumoral es un territorio vasto y en gran parte inexplorado, lleno de matices que la ciencia apenas comienza a intuir.

Las mujeres a las que se les detecta un tumor que, en realidad, nunca habría llegado a causar problemas atraviesan todo el protocolo médico: cirugía, radioterapia, quizá quimioterapia, y una carga emocional que puede acompañarlas el resto de su vida: noches en vela, preocupación constante, el miedo persistente a una recaída.

Por supuesto, estamos hablando de estadísticas, y los números, aunque sean orientativos, no siempre reflejan la realidad. En ciertos estudios, por ejemplo, se contabilizaron múltiples veces los casos de mujeres que desarrollaron cáncer de mama más de una vez a lo largo de su vida, lo que incrementó artificialmente la cifra total de diagnósticos en el grupo que se sometía a mamografías. Incluso con esa salvedad, el dato resulta revelador: las mujeres que nunca se hicieron una mamografía no murieron antes por cáncer de mama que aquellas que sí participaron en los controles. Y eso, sin duda, da mucho en lo que pensar.

Entonces, ¿deberías hacerte una mamografía o no? Como médica, mi deber es recomendar que sí. Pero si decides no acudir a la cita —porque la experiencia anterior fue dolorosa, porque tienes el pecho muy pequeño o con una estructura muy fibrosa, o porque llevas implantes—, es una elección personal, y no seré yo quien la cuestione. Solo te pido una cosa: si eliges no hacerte la mamografía, asegúrate al menos de realizarte una ecografía mamaria una vez al año. Es una alternativa válida y, sobre todo, una forma de seguir cuidándose.

Resonancia magnética de mama

La resonancia magnética —o RM— es una de las maneras más precisas y refinadas de examinar los pechos. No recurre a los rayos X y, sin causar dolor, ofrece una imagen detallada de ambas mamas, lo que permite detectar con gran claridad cualquier anomalía. Su sensibilidad es tal que apenas hay nada que pueda escapársele, y por ello, en muchos casos, supera en eficacia tanto a la mamografía como a la ecografía mamaria. Esta capacidad resulta especialmente valiosa cuando se busca identificar tumores secundarios, sobre todo tras el hallazgo de un primer tumor.

¿Es la resonancia magnética una herramienta adecuada para el cribado? Bueno, veamos… Si tienes un riesgo hereditario elevado de padecer cáncer de mama —por ejemplo, si tu madre fue diagnosticada a los 35 años y tu abuela también lo tuvo—, entonces sí, en tu caso sí consideraría hacerme una resonancia. También puede ser útil si llevas implantes y buscas una imagen más clara de la que suele ofrecer una ecografía, aunque en ese supuesto es probable que debas asumir el coste por tu cuenta. Ahora bien, como método de cribado general para toda la población, la RM me parece algo desmesurada. Es una prueba costosa, requiere tiempo y, en términos generales, la probabilidad de desarrollar un cáncer de mama es baja. De hecho, un estudio de referencia que analizó a más de dos millones de mujeres en países industrializados concluyó que existe un 99,75 por ciento de probabilidades de que nunca llegues a desarrollar esta enfermedad a lo largo de tu vida.

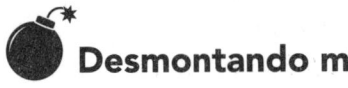 **Desmontando mitos**

Según un estudio a gran escala, la probabilidad de no desarrollar cáncer de mama a lo largo de toda la vida es del 99,75 por ciento.

Densitometría ósea

Algo que se suele pasar por alto es que, a partir de los 30, comenzamos a perder masa ósea cada año. Esta pérdida se acelera significativamente tras la menopausia. La disminución de estrógenos provoca un desequilibrio: se destruye más tejido óseo del que el cuerpo es capaz de generar. Con el tiempo, esta descompensación debilita los huesos, lo que da lugar a una condición conocida como osteopenia, o incluso a una osteoporosis, como vimos en la segunda parte.

Conviene recordar que una simple caída, aparentemente inofensiva, puede causar fracturas graves, arrebatándonos la autonomía en la vejez. Por eso, prevenir este deterioro es esencial.

La osteoporosis puede hacerse notar de forma cruel incluso sin necesidad de una caída. En muchas mujeres, el paso del tiempo se traduce en una estatura menguante. Algunas llegan incluso a desarrollar una joroba. La causa reside en las vértebras, que colapsan sobre sí mismas sin que medie un golpe ni un accidente. Se desploman como un muro destartalado, porque su estructura se ha vuelto frágil y quebradiza. Es algo tan triste como evitable.

Por eso, desde el momento en que se diagnostica la menopausia, debería realizarse periódicamente una densitometría ósea. No te sorprendas si tu ginecólogo no te lo menciona: en medio del ajetreo cotidiano, es fácil que se le pase por alto, sobre todo si no aparentas ser una mujer mayor. A menudo se asocia la osteoporosis —o la osteopenia— con mujeres de más de 70 años, olvidando que los huesos también requieren detección precoz, y que esta es, además, absolutamente necesaria.

Colonoscopia

Al llegar a los 55 años, toda mujer debería considerar seriamente la posibilidad de hacerse una colonoscopia. Es una recomendación que, en muchos casos, llega a los 50 o incluso antes si hay antecedentes familiares de cáncer de colon. En esos casos, la pauta es sencilla pero crucial: adelantar el examen unos cinco años respecto a la edad en que se diagnosticó el cáncer al familiar directo. Si a tu madre le detectaron un tumor a los 50, lo prudente es que tú te sometas a la prueba a los 45.

Gracias a esta exploración, pueden descubrirse pequeñas lesiones antes de que se vuelvan peligrosas. Lesiones silenciosas, que crecen sin hacer ruido, sin avisos ni sobresaltos, como una amenaza que se oculta en la penumbra. Cuando al fin se hacen notar —sangre en las heces, cambios persistentes en el ritmo intestinal—, suele ser demasiado tarde. Entonces, ya no se habla de prevención, sino de lucha por la supervivencia.

Mucha gente tiene reparos a la hora de hacerse una colonoscopia porque ha oído que es dolorosa, que se puede romper algo o porque hay que beber un brebaje desagradable para vaciar completamente el intestino. Es cierto que la víspera hay que beber entre un litro y un litro y medio de un líquido que recuerda al agua de un lago al final de un verano caluroso. Pero no es tan horrible como para aplazar por ello la exploración. No duele nada, ya que se hace con anestesia: te llevan al país de los sueños, y cuando te despiertas, ya ha pasado todo. Si el resultado es bueno, puedes olvidarte del cáncer de colon durante los próximos diez años.

7.

MANTENERTE AL ROJO VIVO – ¡CUIDA DE TI MISMA!

Uno de los grandes malentendidos de las sociedades modernas es la idea de que la edad biológica dice algo sobre nuestra vitalidad. Todos conocemos a personas mayores llenas de vida, que disfrutan de la música actual y caminan con ligereza, y a jóvenes cuya mirada revela un alma envejecida antes de tiempo. Si lo piensas un momento, la edad —ya seas joven o vieja— no se define por lo que dice el carnet de identidad, sino por algo que siempre ha sido y siempre será decisivo: la energía que irradiamos y de la que disponemos. En lo personal, he comprobado que, en las etapas en las que me sentía triste, agotada o atrapada en rutinas sin sentido, todo en mí envejecía. En cambio, durante los momentos de plenitud y alegría, me sentía joven, sin importar la fecha en el calendario. La energía no solo influye en nuestra percepción de la edad, sino también en cómo experimentamos la salud o la enfermedad. Por eso, en el fondo, se trata de elegir aquello que nos nutre y nos fortalece, en lugar de lo que nos desgasta. A continuación, veremos cómo podemos conservar —y cultivar— un nivel de energía elevado a lo largo del tiempo.

Los cuatro pilares de tu salud

Entre los 45 y los 55 años, muchas cosas se vuelven evidentes, pero hay una que destaca con claridad: aquello que siempre hemos sabido sobre llevar una vida saludable —comer bien, moverse con regularidad, dormir lo suficiente— cobra una importancia aún mayor durante la menopausia.

Si a los 20 podías sobrevivir a base de comida rápida, y si a los 30 aún te permitías trasnochar entre semana sin sufrir las consecuencias, tarde o temprano descubrirás que, al acercarte a los 50, el cuerpo empieza a pasar factura. El alcohol ya no sienta igual: una sola copa de vino puede dejarte al día siguiente con la mente nublada y el ánimo por los suelos. Un desayuno cargado de azúcar se traduce en una cintura más ancha y menos energía. Las noches de insomnio nos dejan sin fuerzas para enfrentar el día. A esta edad, la resistencia disminuye. Lo que antes disfrutábamos, como las reuniones sociales, empieza a pesar. Cada vez sentimos más ganas de quedarnos en casa y descansar.

Sabemos que el ejercicio nos hace bien, pero muchas veces el cansancio pesa más que la motivación. Así comienza un círculo vicioso: la frustración nos empuja a buscar consuelo en algo dulce, algo que, aunque sea solo por un instante, nos devuelva una sensación de alivio.

Llegados a este punto, no hay escapatoria: la salud debe convertirse en tu máxima prioridad. No existe otro camino si de verdad quieres sentirte bien. Los cuatro pilares sobre los que se sostiene tu bienestar son los siguientes:

1. La alimentación
2. El deporte
3. El descanso y el sueño
4. El silencio

1. La alimentación

A muchas de nosotras nos sorprende comprobar cómo, al llegar a los cuarenta y tantos o poco después de los 50, empezamos a ganar peso sin razón aparente, pese a no haber hecho cambios en nuestra alimentación ni en nuestros hábitos de ejercicio. Yo misma tuve que aprender a alimentarme de nuevo al entrar en la cuarentena, y a descubrir —con mayor o menor éxito, según el momento— qué me ayuda a mantener un peso equilibrado. Recuerdo una charla sobre la menopausia en la que una reconocida experta en salud hormonal dijo algo que me dio mucho en lo que pensar: «Quien no quiera engordar durante el climaterio, tiene que comer menos; y quien desee adelgazar después de los 50, debe renunciar a muchas cosas». No comparto del todo una visión tan tajante, pero es cierto que, si queremos mantenernos sanas y evitar un aumento de peso a largo plazo, necesitamos transformar nuestra relación con la alimentación y apostar, sin rodeos, por una comida más consciente y nutritiva. No hay otra vía, y lo sabemos.

La forma en que nos alimentamos se convierte, entonces, en un pilar fundamental de nuestro bienestar futuro. Todo empieza por las decisiones que tomamos a diario: lo que colocamos en el carrito del supermercado, lo que ponemos en el plato, el momento en que comemos y el porqué de cada elección. Existen infinidad de tendencias y filosofías nutricionales —ayuno intermitente, dieta vegana, paleo, vegetariana—, pero no me corresponde recomendarlas, porque no soy experta en ese campo. Cada mujer debe encontrar su propio camino, descubrir qué le sienta bien y qué le aporta equilibrio. Lo que sí está claro es que la comida no puede convertirse en una enemiga. Es, y seguirá siendo, el combustible que sostiene tu cuerpo y tu energía.

Entre el deseo y la salud: una cuestión de equilibrio

Hay algunas cosas que sí tengo clarísimas: el azúcar, la harina blanca y el alcohol deberían desaparecer, en la medida de lo posible, de tu plato y de tu copa. Estos alimentos disparan tus niveles de insulina, y un nivel alto acumula grasa, no la quema. El azúcar alimenta las células cancerígenas y genera adicción, mientras que el pan, la harina, la pasta e incluso el alcohol se convierten en azúcar una vez dentro del cuerpo. Pero, de vez en cuando, hay que poder darse el gusto de comer una buena *pizza,* saborear una copa de vino tinto oscuro y sedoso en un restaurante italiano, y entregarse sin culpa a una crema de mascarpone con fresas frescas, de esas que saben como el buen sexo en una noche tibia. No deberías renunciar a esos placeres, amiga mía. Quien no disfruta, se vuelve un muermo, como siempre dice mi colega, el doctor Eckart von Hirschhausen. Por eso es tan importante cuidar lo que comemos y bebemos en el día a día: solo así podremos conservar intactas esas pequeñas islas de felicidad.

Eso significa que, en las comidas que no tienen un valor especial para mí, aquellas que forman parte de la rutina diaria, procuro elegir alimentos que no disparen mis niveles de insulina. Cuando eso ocurre, me siento cansada, débil, irritable y con el vientre hinchado; además, al rato vuelvo a tener hambre.

Por ejemplo, si no estoy de vacaciones, suelo desayunar un huevo con aguacate, o un *skyr* con arándanos, acompañado de un café con leche de avena. A mediodía intento comer algo que incluya ensalada con pollo o queso, y por la noche prefiero una cena ligera. Esas son, como digo, las comidas de rutina. No cuentan las citas, las vacaciones, los días festivos ni los encuentros en los que se cocina con amigos. Si no tengo tiempo ni ánimo para disfrutar, entonces, al menos, lo que llega a mi plato debería ser saludable. Aunque no siempre lo logro, porque disfrutar de la vida también forma parte del plan.

Mantener un peso saludable también depende, de manera sorprendente, del estado de nuestras bacterias intestinales. Durante mucho tiempo se ignoró la existencia de estas comunidades que habitan en nuestros intestinos, y aún hoy apenas comenzamos a comprender su complejidad. Al conjunto de bacterias intestinales se lo conoce como microbiota: una comunidad diversa y activa de bacilos que desempeñan un papel esencial en nuestra salud. Sabemos que existen colonias beneficiosas y otras que no lo son tanto. Las buenas tienen la capacidad de procesar eficazmente los hidratos de carbono simples, expulsándolos sin permitir que atraviesen la barrera intestinal. Estas aliadas crecen y prosperan cuando las nutrimos con verduras verdes y rojas, así como con alimentos fermentados como el chucrut, el kimchi o el kéfir. Esa es una de las razones por las que las personas delgadas que basan su alimentación en frutas y verduras saludables apenas engordan, incluso si en algún momento se exceden. Por eso es tan importante cuidar y alimentar bien a estas comunidades, para que sigan prosperando y manteniendo el equilibrio en nuestro organismo.

Y luego están las bacterias intestinales menos amigables, esas que crecen y se fortalecen con el azúcar y la comida ultraprocesada, y que harán todo lo posible por seguir introduciendo ese tipo de sustancias en tu organismo. Son las responsables del llamado síndrome del intestino permeable, y también liberan toxinas que te dejan sin energía, agotada, y con la sensación de estar siempre a medio gas. Además, se ha comprobado que permiten la absorción de hidratos de carbono simples en lugar de expulsarlos, lo que favorece el aumento de peso. Estudios recientes han demostrado que dos personas con microbiomas dominados por bacterias diferentes pueden reaccionar de manera completamente opuesta ante la misma comida: una engorda, la otra no. Quien desee adentrarse en el fascinante mundo del microbioma encontrará en los libros de la doctora Anne Fleck una lectura tan accesible como reveladora. También es fundamental incluir en la dieta alimentos ricos en calcio. Los productos lácteos como el yogur, el queso, el *quark* o el *skyr*, así como la col rizada, las almendras y las anchoas, aportan una cantidad considerable de este mineral y resultan muy valiosos para la salud ósea. Quienes no deseen cubrir sus necesidades de calcio exclusivamente a través de la alimentación, deberían comenzar a tomar suplementos diarios a partir de los 50 años: 500 miligramos al día.

Y no hay que olvidar la vitamina D. Durante mucho tiempo, la dosis diaria recomendada se subestimó gravemente. Hoy sabemos que aquella cifra era más bien arbitraria, sin una base científica sólida. Por eso se aconseja tomar, como mínimo, 2000 UI (unidades internacionales) de vitamina D al día, o bien una dosis semanal de 20 000 UI. Esta vitamina no solo fortalece los huesos, sino que también contribuye a prevenir resfriados y gripes.

Beber agua

No subestimes el poder del agua: es uno de los remedios curativos más antiguos que existen. Beber en abundancia ayuda a eliminar toxinas, reduce el apetito de forma natural y también favorece elecciones alimentarias más saludables. Además, mantener el peso se vuelve mucho más sencillo.

Con frecuencia confundimos la sed con el hambre. He observado que, precisamente, muchas mujeres que luchan con el sobrepeso tienen dificultades para beber suficiente agua; a menudo no toman más que un vaso al día a lo sumo.

Quien bebe suficiente agua reduce, casi sin darse cuenta, el consumo de té helado, zumo de manzana o cerveza con limonada en verano: todas ellas bebidas que contienen calorías ocultas e innecesarias. Para depurar el organismo, recomiendo optar por agua sin gas, ya que el ácido carbónico del agua con gas dificulta beberla en grandes cantidades sin que resulte molesta.

Desaconsejo los zumos y, aún más, las bebidas *light*. Estas últimas son altamente artificiales y distan mucho de ser saludables. No tengo nada en contra de tomar, de vez en cuando y como parte del disfrute de una comida, un zumo, un agua con gas o incluso una Coca-Cola *light*; en mi opinión, eso entra en la categoría del placer, no en la de la hidratación.

Yo siempre empiezo el día bebiendo, sin pensarlo demasiado, dos vasos grandes de agua en la cocina. Con eso ya llevo unos 500 mililitros. Hasta el mediodía intento alcanzar entre litro y medio y dos litros. El objetivo es que la orina sea muy clara, de un tono amarillo pálido o casi transparente. Si siempre es amarilla o amarillo oscuro, no estás bebiendo lo suficiente. Y si te levantas a las siete, desayunas y no tienes que ir al baño al menos una vez antes de las diez, tampoco estás bebiendo lo suficiente.

2. Deporte

Hazle un favor a tu cuerpo: muévete, haz ejercicio, y cuanto antes empieces, mejor. Lo ideal son disciplinas que trabajen con peso, ya sea con máquinas, mancuernas o simplemente con el peso de tu propio cuerpo, como en el yoga. Porque el deporte no solo se trata de mantener una figura armónica o de experimentar esa sensación de renovación que llega tras un buen entrenamiento; también fortalece los huesos, ayuda a desarrollar masa muscular y favorece la eliminación de toxinas a través de la actividad física. Cuando se trata de huesos y músculos, hay una regla que no falla: úsalo o piérdelo. Si no aplicamos carga sobre el sistema óseo, la masa ósea se reduce más rápido. Y si no entrenamos los músculos, se debilitan, pierden volumen y fuerza. Y ya sabemos que, con menos masa muscular, el metabolismo se ralentiza y la grasa corporal tiende a acumularse. Además, el deporte ayuda a reducir el estrés y aporta claridad mental: relaja el cuerpo y también el cerebro.

Créeme, sé perfectamente lo difícil que puede resultar encontrar la energía para entrenar en plena transición menopáusica. Has vuelto a pasar una mala noche, los días son grises, llueve sin parar, los adolescentes están insoportables, tu suegra se ha roto la cadera y tú tienes que hacerte cargo de todo. Llega el final del día y te duele el cuerpo, las articulaciones crujen y lo único que deseas es sentarte, cerrar los ojos y olvidarte del mundo.

Empieza con algo que no te suponga un gran esfuerzo, algo que te resulte accesible y hasta divertido: puede ser una clase de zumba, de pilates o alguna actividad de fuerza en tu gimnasio, donde puedas adaptar el peso a tu nivel. Y, por favor, si vas a dedicar tiempo al deporte, que sea para hacerlo de verdad, de una forma que cuente, que tenga impacto. Caminar con desgana arrastrando los bastones en una clase de marcha nórdica o pasarte la hora en el gimnasio charlando mientras ocupas una máquina no te servirá de nada. Incluso si el deporte no es lo tuyo, debes saber que sin él es muy difícil disfrutar plenamente de la segunda mitad de la vida. Aparecerán problemas de salud cada vez más serios y episodios de agotamiento más frecuentes y prolongados.

Así que, por favor: ponte tu música favorita, súbela al máximo y empieza a moverte, aunque sea bailando por casa. Invierte en ropa deportiva que te guste y te motive. Cómprate unas mallas para correr con bolsillo para el móvil, sal a trotar a tu ritmo, y escucha tu *playlist* favorita. Haz el deporte que más te entusiasme… pero hazlo.

3. Descanso y sueño

Soy una gran defensora del trabajo duro, de insistir siempre un poco más. Pero cuando sentimos pasión por lo que hacemos, puede resultar difícil encontrar el momento de parar. Solía bromear diciendo: «Otros trabajan de nueve a cinco; yo de cinco a nueve», es decir, me levanto a las cinco de la mañana y termino a las nueve de la noche. Desde que cumplí los 50, eso se ha vuelto más duro, y he aprendido que las pausas y el sueño no son cosas de vagos, sino una parte esencial de mi productividad. Nosotras, las mujeres, tendemos a no parar nunca. Tengo amigas con dos, tres o más hijos, que trabajan a jornada completa y que suelen tener la casa limpia y ordenada. Viven siempre al borde del agotamiento. Pero ¿son felices? No estoy segura de que se permitan el tiempo necesario para hacerse esa pregunta. Me duele el alma por ellas, porque sé que siempre se dejan para el final en la lista de sus propias prioridades.

Durante mucho tiempo creí que las mujeres empresarias más exitosas dormían apenas cuatro o cinco horas por noche. Pensaba que ese era el precio inevitable del éxito, hasta que conocí a uno de los *coaches* de motivación más reconocidos del mundo. Un hombre célebre, extraordinariamente exitoso, cuya energía inagotable daba la impresión de que trabajaba sin descanso. Sin embargo, me sorprendió descubrir que duerme ocho o nueve horas cada noche y que sale a correr todos los días para despejar la mente. Claro está, en casa tiene una esposa que le cubre la espalda. Cuando me habló de su rutina de sueño, por primera vez fui capaz de aceptar que mi cuerpo no está diseñado para sostenerse con apenas cinco horas de sueño, como había hecho durante años. Yo también necesito dormir ocho o nueve horas, y eso no es una debilidad, sino una necesidad legítima. Me iría mucho mejor si pudiera cerrar los ojos durante diez minutos después de cada consulta y regalarme un instante de silencio, de respiración consciente. Aún no he conseguido incorporarlo del todo en mi día a día, pero estoy trabajando en ello. Sé que, si lo logro, podré atender a mis pacientes con mayor presencia y concentración.

El sueño está profundamente subestimado, pese a ser una parte esencial del proceso de sanación. Mientras dormimos, todos los órganos se regeneran: el intestino, el cerebro, los músculos, la piel. Está demostrado que quienes padecen insomnio crónico no solo tienden a aumentar de peso con mayor facilidad, sino que también enfrentan un riesgo más alto de sufrir un infarto. Su sistema nervioso permanece atrapado en un estado de alerta, lo que provoca una contracción continua de los vasos sanguíneos y obliga al corazón a esforzarse sin tregua para mantener la circulación.

Las horas de sueño más reparadoras son las que transcurren antes de la medianoche, y la calidad del descanso mejora notablemente cuando se eliminan los dispositivos electrónicos del dormitorio. Eso implica dejar a un lado el teléfono móvil y el ordenador portátil.

4. Silencio

Quizá hayas notado que prefiero escribir «silencio» en lugar de «descanso». Para mí, el descanso pertenece al capítulo de las pausas necesarias, pero el silencio es otra cosa: es ese momento del día que reservamos para nosotras, para habitar nuestros propios pensamientos sin interrupciones. En mi caso, ese instante llega a las cinco de la mañana, cuando la casa aún duerme. Aprovecho ese tiempo para escribir lo que deseo hacer y para explorar cómo me siento. Es una forma sencilla de atención plena: una revisión pausada de mi estado interior. Al detenerme por un momento, puedo contemplar el día que tengo por delante, pensar en lo que quiero lograr, en lo que no debo olvidar y en todo aquello por lo que me siento agradecida. Este ejercicio de gratitud posee un valor inmenso, porque me permite, aunque solo sea por unos minutos, dirigir la atención de forma consciente hacia todo lo bueno que hay en mi vida. Casi siempre incluyo la salud de mis hijos, la de mi esposo y la mía entre las bendiciones que reconozco con gratitud.

También agradezco vivir en Alemania, en paz, con comida suficiente sobre la mesa. Me conmueve pensar que mis hijos no tendrán que crecer en la pobreza ni enfrentar la inestabilidad que marcó mi propia infancia.

Quien cultiva la gratitud se irrita menos con los demás, con el mal tiempo o con los problemas del día a día. La gratitud afina la mirada, nos permite reconocer y valorar lo bueno, y genera una energía positiva que no solo actúa en nuestro interior, sino que también influye en el mundo que nos rodea. Cuando me concedo esos minutos a solas y logro conectar conmigo misma, el día comienza de otra manera, con otro tono, otra disposición. Como científica, sé que los pensamientos son impulsos eléctricos, similares a las ondas de radio. Este pequeño ritual matutino me ayuda a sintonizar mi mente con la frecuencia adecuada: aquella que vibra en armonía con mi vida, mis deseos y mis planes.

El silencio no es ausencia, sino presencia profunda. Lejos de ser un espacio vacío, encierra una riqueza sutil que solo se revela cuando nos atrevemos a detenernos. En esa quietud, sin ruido ni distracción, suelen brotar con claridad las preguntas que importan: ¿Qué anhelo de verdad, más allá de lo esperado o lo impuesto? ¿Qué quiero cultivar en mi vida a partir de mañana? ¿Qué necesito soltar, dejar ir con amor? ¿Y cómo puedo trazar el día que me espera para cuidar mi energía y no desperdiciarla? El silencio, lejos de ser una ausencia, es un territorio fértil donde brotan la claridad, la intención y el rumbo.

Desde luego, esto no es más que un ejemplo: cada persona puede encontrar su propia forma de conectar consigo misma, aquella que mejor se ajuste a su sensibilidad y a su modo de estar en el mundo. Hay quienes hallan respuestas en la meditación profunda; otras, en la oración. Cada cual recorre un camino distinto. Lo verdaderamente importante es aprender a reservar, cada día, un momento de intimidad con una misma, un espacio de silencio donde escuchar lo que llevamos dentro.

Quien lo desee —y encuentre un rato para sí— puede terminar el día volviendo la mirada hacia adentro y escribiendo unas líneas, como se hacía antaño en los diarios personales. Es una forma sencilla de repasar lo vivido: cómo ha ido la jornada, qué cosas han salido bien, cuáles han quedado pendientes y en qué aspectos aún hay margen para hacerlo mejor. Lo ideal es cerrar ese momento con un pensamiento de gratitud, aunque sea breve. Y para no irme a dormir dándole vueltas a lo que no he hecho o a lo que me ha incomodado, me repito una frase que me ayuda: «El día ha terminado. Has hecho lo que has podido». Después de eso, solo queda apagar la luz y descansar.

Dime lo que quieres
(lo que quieres de verdad)*

Ya comenté en la segunda parte del libro la importancia de tus deseos y sueños, que ahora pueden volverse prioritarios. A medida que atravesamos la niebla hormonal del estrógeno, solemos darnos cuenta —no pocas veces con cierto resentimiento hacia nuestro entorno— de que nuestros propios anhelos y aspiraciones han quedado en un segundo plano durante años. En más de una noche de insomnio se vuelve claro lo que realmente queremos, lo que de verdad nos importa.

Si hasta ahora siempre has estado ahí para los demás, eso era lo normal, aceptable y necesario. Pero ahora (sí, ahora) podrías ser tú quien tome el relevo y empiece a realizar sus propios sueños. Esa es precisamente la maravilla de la transformación que trae consigo la perimenopausia: tras un largo camino, volvemos a encontrarnos con nosotras mismas. Piensa en cómo quieres vivir tu vida. ¿Cómo te gustaría vivir? ¿Con quién y en qué quieres emplear tu tiempo a partir de ahora? ¿En qué personas o asuntos ya no deseas perder ni un segundo más? ¿Qué te gustaría hacer, crear o experimentar?

Por favor, no te preocupes todavía por el cómo: no hace falta ver el camino entero para dar el primer paso. Conozco muchísimos ejemplos maravillosos de mujeres que, en la perimenopausia, han logrado verdaderos cambios: se han ido despojando poco a poco de su antigua vida y han buscado de forma consciente aquello que les sienta mejor, o han asumido riesgos para cumplir su sueño.

No tiene que ver solo con la experiencia vital o las circunstancias personales: estoy firmemente convencida de que es la propia naturaleza de las hormonas la que nos da impulso. Al fin y al cabo, a menudo admiramos a mujeres que encuentran

---

* Cita de la famosa canción «Wannabe», de las Spice Girls: *Tell me what you want, what you really, really want. (N. de la T.)*

su camino precisamente en épocas turbulentas a nivel hormonal, como Malala o Greta durante la adolescencia; o mujeres que ya eran formidables antes de la menopausia, pero que solo entonces se han convertido en auténticos referentes, como Oprah Winfrey, Christine Lagarde o Michelle Obama. Incluso Angela Merkel asumió el cargo de canciller a los 50, tras haber luchado duramente durante la década anterior.

Y ya que estamos con este tema: no hace tanto las actrices se quejaban de que en Hollywood una mujer de más de 40 era invisible. Hoy sucede lo contrario: Monica Bellucci, Meryl Streep, Judi Dench, Catherine Zeta-Jones, Cate Blanchett, Julia Roberts, Nicole Kidman y Helen Mirren son auténticas diosas de la pantalla. Ya nos parecían maravillosas antes, pero con los años se han vuelto más impresionantes, más poderosas y más complejas.

Pero no solo deberían ocupar un lugar central los grandes sueños, también los pequeños y los medianos. Intenta hacer algo que te haga feliz cada día. Puede sonar banal, pero no lo es en absoluto: las cosas agradables son casi siempre lo primero que sacrificamos cuando sentimos el estrés. Entonces nos olvidamos de nosotras mismas, nos perdemos y dejamos de atender nuestras propias necesidades. Este comportamiento está especialmente arraigado en nuestra cultura del norte de Europa. Nos repetimos que el tiempo es dinero mientras intentamos apretujar aún más tareas en un día a día que no da más de sí. Nos decimos que no estamos aquí para divertirnos cada día que vamos a trabajar. Yo digo: sí, sí lo estamos.

¿Quieres ponerte pintalabios rojo y tacones con vaqueros en vez de zapatillas? Hazlo. ¿Prefieres no llamar a tu familia y quedarte en el sofá bebiendo una copa de vino y leyendo un libro? Adelante. ¿Escuchas a Aretha Franklin a todo volumen en el coche? ¡Me apunto!

Lo importante es que pienses en ti. Créeme, he visto suficientes ejemplos negativos, sobre todo de generaciones anteriores, que nunca se permitieron ni se concedieron nada. Torcían el gesto ante lo que consideraban cosas superfluas. El disfrute y la belleza eran solo para ocasiones excepcionales, como la Navidad o las bodas de plata. Por lo demás, se vivía con austeridad y sobriedad en todos los sentidos: dinero, sentimientos y experiencias. A esas mujeres las he visto enfermar muchas veces. Han sacrificado su salud por una vida al servicio de los demás, una vida en la que siempre han pasado por alto sus propias necesidades. Estoy convencida de que una vida sin alegría sentida de verdad y sin una buena dosis de diversión auténtica está condenada a la enfermedad. No puede ser sano no sentirse realmente feliz nunca, no darse nunca a una misma lo que necesita. Incluso en la enfermedad, muchas siguen preocupadas por molestar a los demás con su debilidad.

Qué triste es una vida sin placer, sin dejar que el pelo vuele salvajemente en un descapotable en un día caluroso de verano. Por favor, no cantes al final de tu vida esa canción agridulce de Udo Jürgens que dice que nunca estuviste en Nueva York. Mejor canta «My Way» (mi versión favorita es la de los Gipsy Kings: «A mi manera»).

Tu sentido arácnido

Estuve dándole muchas vueltas a si debía abordar este tema y cómo hacerlo, porque en el fondo soy una persona científica, y me faltaban las palabras para describir este fenómeno tan particular que muchas mujeres experimentan durante o después del torbellino hormonal. Es como si desarrollaran una especie de sexto sentido o, como lo llama mi hijo, un «sentido arácnido».

Aquellas que ya contaban con un buen instinto suelen notar que ahora se vuelve más agudo. Tal vez se deba a que, con el tiempo, hemos aprendido a escuchar y a confiar en nuestra intuición. Y, en el fondo, no sería sorprendente que existiera una explicación científica para ello. Lo científico y lo místico no son opuestos; muchas veces simplemente hablamos de realidades que aún no hemos aprendido a comprender del todo.

Cuando hablo de sexto sentido, me refiero a esa capacidad de intuir ciertas cosas, como cuando algo en ti dice que lo que pasa es una cosa, aunque racionalmente parezca más lógico lo contrario. Siempre ha habido intentos de explicar este tipo de fenómenos. Uno de ellos procede del doctor Joe Dispenza, un neurocientífico que sostiene que no existe diferencia entre la materia y la energía, ya que toda materia está compuesta por moléculas, las cuales se forman a partir de átomos, y los átomos, en esencia, no son más que energía en movimiento: una danza de electrones, protones y neutrones que se atraen y se repelen constantemente.

Si aceptamos que la materia y la energía no son entidades distintas, sino dos manifestaciones de una misma esencia, podemos aventurarnos un paso más allá y considerar la posibilidad de que todo lo material surja de un campo energético que existe en otro plano. Un campo del que no solo proviene la materia, sino con el que también podemos entrar en sintonía, pues, aunque adoptemos una forma física, nosotros mismos estamos compuestos de energía. Incluso nuestros pensamientos —y esto no es teoría, sino un hecho medible— son impulsos eléctricos generados por el cerebro: formas de energía que pueden registrarse con un electroencefalograma.

A veces, esa certeza inexplicable que se impone sin previo aviso proviene de un reflejo ancestral: una herencia de nuestros orígenes primitivos que nos alerta sin necesidad de palabras. Es una respuesta automática del cerebro reptiliano, esa parte del sistema nervioso que activa impulsos instintivos profundamente arraigados. La intuición no se equivoca, porque ni el instinto ni el cerebro reptiliano saben mentir; en cambio, los seres humanos sí lo hacen. ¿Y qué relación tiene todo esto con las hormonas? No podría afirmarlo con certeza. Solo sé que, en mi experiencia, muchas chicas jóvenes parecen desarrollar una especie de sentido agudo —una percepción fina, casi animal—

que se intensifica durante la pubertad, aunque a menudo queda sepultado bajo el alud de los cambios hormonales. Sin embargo, más adelante, tras el segundo gran viraje hormonal de la vida, ese velo comienza a despejarse y se abre lo que algunas tradiciones llaman el «tercer ojo», despertando la capacidad de percibir lo invisible.

Probablemente de ahí surja el antiguo cliché de las ancianas de Europa del Este que leen las manos o interpretan las cartas del tarot. Pero, más allá del estereotipo, late una verdad profunda y universal: desde tiempos inmemoriales, hombres y mujeres han acudido a las sabias de su comunidad —a las videntes, curanderas o consejeras— en busca de orientación, tratando de hallar respuestas a las preguntas que más inquietaban su alma.

¿Y qué implica todo esto en tu vida? Que ha llegado el momento de confiar, sin reservas, en aquello que te dice tu intuición. No temas tomar decisiones guiándote únicamente por lo que dicta tu instinto, incluso si eso provoca desconcierto o incomprensión en quienes te rodean. Estás recurriendo a una herramienta antigua, profunda, que ha acompañado a la humanidad desde sus orígenes. La intuición ha sido clave para la supervivencia de nuestra especie durante milenios, y en innumerables ocasiones ha salvado a niños en situaciones críticas. Incluso existe una teoría que vincula esta capacidad intuitiva con la menopausia: la llamada «hipótesis de la abuela». Según esta teoría, el hecho de que solo dos especies —el *Homo sapiens* y las orcas— atraviesen una larga etapa de vida tras el fin de la fertilidad no es una casualidad, sino una estrategia evolutiva profundamente significativa. En ambas, surge la figura de la abuela como un pilar invisible pero esencial. Una mujer que, libre ya de la urgencia de la reproducción, pone al servicio del grupo su experiencia acumulada, su mirada lúcida y su intuición afinada por los años. Gracias a ese saber silencioso, a menudo era ella quien protegía a los recién nacidos, guiaba a las embarazadas y velaba por el equilibrio del grupo, contribuyendo de forma decisiva a la supervivencia de los suyos. Los estudios sugieren que los nietos de estas especies tenían muchas más probabilidades de sobrevivir si contaban con la presencia cercana de una abuela o una tía abuela.

Como puedes ver, la madre naturaleza no da puntada sin hilo. Sabe bien que, tras la menopausia, se despiertan fuerzas singulares, potentes y antiguas, que pueden ponerse al servicio del bien común y aportar un profundo valor a la humanidad.

Sanar por dentro: la disciplina invisible del bienestar

Durante la menopausia, muchas de nosotras comprendemos, quizá por primera vez, la verdad profunda de aquella frase que dice: «Tenemos dos vidas, y la segunda comienza cuando nos damos cuenta de que solo tenemos una». Esa revelación lo cambia todo. Entendemos, por fin, que merecemos tratarnos mejor. El tiempo cobra un nuevo peso, una densidad distinta, y se vuelve demasiado valioso como para desperdiciarlo en personas que nos dañan o en actividades que nos agotan. A estas alturas, hemos adquirido herramientas y, lo más importante, hemos aprendido a usarlas. Sabemos poner límites, especialmente frente a todo aquello que no está en sintonía con nuestros deseos. Tenemos la fuerza y encontramos las palabras para despedirnos de personas o situaciones que no aportan nada a nuestra alma, sino que solo restan.

La relación con nuestros padres —o, en algunos casos, con uno de ellos en particular— adquiere durante esta etapa una profundidad inesperada. De pronto, empezamos a ver con nuevos ojos aquello que antes nos pasaba desapercibido, y a veces es solo ahora cuando logramos contemplar a nuestra madre o a nuestro padre como los seres humanos que realmente son: con sus heridas, sus límites, sus historias. Esta revelación suele coincidir con el momento en que ellos comienzan a necesitar nuestros cuidados, lo que añade una capa más de complejidad emocional. El perdón, en este contexto, se convierte en una herramienta esencial para sanar. Y no importa si ese padre o esa madre ya no está: el proceso sigue siendo posible, e incluso necesario. Perdonar no significa justificar, sino liberar. Y quien se libera, ante todo, eres tú. Ese mismo acto de soltar también puede extenderse a otras relaciones que han dejado huella: antiguos conflictos con hermanos, parejas o exparejas tienden a encontrar resolución en esta etapa vital, ya sea mediante una reconciliación sincera o a través de una despedida definitiva de vínculos que ya no tienen lugar en nuestra vida.

El plan que necesitas para transitar la segunda mitad de tu vida se sostiene sobre varios pilares esenciales. No se trata únicamente de mantener el equilibrio hormonal, cuidar tu relación con la comida, seguir moviéndote ni disfrutar del placer de estar viva. Todo eso es importante, sí, pero no suficiente. También es fundamental rodearte de vínculos que nutran, relaciones que sanen en lugar de desgastar. Cuando me encuentro bien, la edad se vuelve irrelevante: es solo un número. Pero cuando me encuentro mal, me siento vieja, aunque el calendario diga otra cosa. Por eso la higiene espiritual es tan crucial: está íntimamente ligada a nuestra energía vital. Todo aquello que nos duele por dentro o sobrecarga el alma, va consumiendo silenciosamente nuestra fuerza. Con el tiempo, esa carga emocional no resuelta repercute en el cuerpo, afectando tanto el equilibrio hormonal como la respuesta inmunológica. Nuestra salud, al fin y al cabo, no puede separarse de cómo nos sentimos por dentro.

Así que dedícate tiempo. Si tu cuerpo te lo permite, muévete, haz ejercicio y procura alimentarte con productos sanos, frescos y de buena calidad. Cultiva también tu dimensión espiritual, cualquiera que sea tu creencia: el universo, Dios, la naturaleza o incluso Odín. Lo importante es volver, con regularidad, a esa fuente que te sostiene por dentro. Medita para encontrar ese remanso de calma en el que todo se ordena y donde, sin buscarlo, aparecen las respuestas. Sal al encuentro de la naturaleza siempre que puedas. Camina, respira, déjate alegrar por lo que ves, por lo que oyes, por la vida que brota en lo simple. Aleja, en lo posible, el exceso de pantallas, especialmente por la noche: redes sociales y dispositivos electrónicos apagan algo más que la luz. Haz de tu bienestar una prioridad cotidiana. Regálate cada día algo hermoso, aunque sea mínimo: un gesto, una palabra, una pausa que te arranque una sonrisa. Y escucha cómo te hablas. Observa qué preguntas te haces con frecuencia. ¿Te ayudan a avanzar o te detienen? ¿Te abren caminos o te hunden en la queja? Evita las preguntas cargadas de negatividad —la más común: «¿por qué a mí?»— y elige, en cambio, aquellas que te impulsen a crecer, que te acerquen, poco a poco, a la mujer en paz que quieres ser.

Trata tu hogar como un templo: es tu refugio sagrado, el espacio que te cobija y te representa. Solo deberían habitarlo aquellas cosas que te alegran el alma, que te inspiran belleza y serenidad. Aléjate, sin miedo ni culpa, de quienes no te hacen bien, y busca la compañía de personas con las que te sientas segura, en paz y con fuerza.

Todo esto no es un lujo ni un capricho: es la base del respeto hacia ti misma. Es lo que mantiene tu alma limpia, libre de residuos emocionales que la agotan. La vida en esta tierra puede ser profundamente hermosa si aprendemos a reconocer aquello que nos nutre y hace vibrar el corazón. Lo decía Aretha Franklin con toda la fuerza de su voz y de su espíritu indomable: R-E-S-P-E-T-O. Respeto por tu vida, por tus necesidades, por tu cuerpo y por tu alma. Empieza ahora. Empieza hoy. No hay tiempo que perder.

EPÍLOGO – ¡LIBRE AL FIN!

¿Te acuerdas de la serie *Las chicas de oro?* Era una *comedia* de los años noventa sobre tres amigas ya entraditas en años —Blanche, Rose y Dorothy—, y la madre de esta última, Sophia, una anciana siciliana de carácter fuerte. Todas vivían juntas en un *bungalow* en Florida. La idea surgió cuando el productor visitó a su tía: la relación que esta tenía con su vecina lo inspiró a crear una historia sobre mujeres que, lejos de apagarse con la edad, seguían viviendo con humor, complicidad y vitalidad. El encanto de la serie residía en eso: mostrar, con calidez y sentido del humor, la convivencia de un grupo de jubiladas bajo el sol de Florida. Era una auténtica delicia. Muchas soñábamos con tener una vida así al llegar la jubilación: un buen clima, amigas leales y muchas risas compartidas.

La actriz que interpretaba a Blanche, una mujer vanidosa y adicta al sexo, tenía 50 años cuando empezó la serie.

50. Años.

¿Y qué otro papel iba a interpretar una mujer de esa edad en aquel entonces, si no el de una supuesta viejecita salida? En su momento nos parecía de lo más normal, pero hoy nos resulta completamente absurdo. Hoy por hoy, sería impensable fichar a Jennifer Aniston o Liz Hurley para ese tipo de personaje. Las mujeres con 50 años de hoy son Halle Berry, Michelle Obama, Steffi Graf, Nena… Mujeres extraordinarias, imponentes, a las que nadie en su sano juicio llamaría ancianas.

Pero hay algo que todas esas mujeres tienen en común —algo que tú también posees, o que al menos ya empiezas a vislumbrar—: libertad.

La libertad, al fin, de abandonar la eterna búsqueda del Príncipe Azul. La libertad de decir adiós a las reglas dolorosas y a los vaivenes del síndrome premenstrual. La libertad de los efectos secundarios y de los errores de métodos anticonceptivos que nunca fueron del todo fiables. La libertad de los cambiadores, de los cojines de lactancia, y de aquella etapa —feliz, sin duda— en la que ponías las necesidades de tu familia por encima de las tuyas.

Libertad, en definitiva, para hacer al fin aquello que siempre soñaste. Para convertirte, por fin, en la mujer que siempre quisiste ser.

¿Por qué no? Si algo nos ha enseñado esta etapa de la vida es precisamente esto: que es demasiado corta como para vivirla según las expectativas de los demás.

La menopausia es una etapa realmente maravillosa porque, en cierto modo, te obliga a atender por fin a la persona más importante de tu vida: tú misma. ¿Recuerdas lo que dicen las azafatas al comienzo de un vuelo? «En caso de pérdida de presión en la cabina, colóquese la mascarilla de oxígeno antes de asistir a niños o personas dependientes». En ningún momento dicen: «Empiece por el vecino, o por las filas 24 y 22». Y desde luego no dicen: «Una buena madre, esposa y compañera de trabajo debe encargarse de todos los demás antes de pensar en sí misma, aunque esté al borde del colapso».

Solo podrás ayudar a los demás cuando tú estés bien contigo misma. Y ahora, mientras el velo hormonal comienza a disiparse, logras por fin escuchar tu voz interior con nitidez, y percibir con claridad qué deseas y necesitas realmente. Tienes menos reparos y más fuerza para imponerte, porque ya no malgastas tanta energía en preocuparte por lo que opinen los demás. Has soltado un lastre, tanto emocional como material: los hijos ya no son tan dependientes, la relación con tu pareja es más madura, y ahora te resulta más fácil decir que no. Al mismo tiempo, crece en ti la certeza de que tienes mucha más fuerza de la que pensabas: al fin y al cabo, has llegado hasta aquí resolviendo miles de cosas con peso extra encima.

Después de pasar años entrenando el arte de la multitarea, por fin puedes dirigir toda tu energía hacia tus propios sueños.

Cada mujer debe decidir, por sí misma, cómo transitar su menopausia y su vida más allá de ella tanto a nivel personal como médico. No hay un único camino. Los síntomas son señales que revelan dónde están las carencias en tu sistema de autocuidado. Colocan tu salud y tu bienestar en el centro de la escena. Pero, para poder tomar decisiones, necesitas estar bien informada. Solo cuando comprendes de verdad lo que implican tus opciones puedes elegir con libertad. Puede que tu amiga o tu compañera de trabajo decidan pasar por esta etapa sin terapia hormonal. Tal vez tú también te lo estés planteando, explorando alternativas más naturales.

A mí lo que me importa es que sepas lo que te espera y que puedas ocuparte de tu salud con conocimiento, de forma consciente, sin miedo, pero también sin idealizaciones. Después, el camino que elijas será solo tuyo, no el mío, ni el de tu madre, ni el de tu mejor amiga. Pero para eso necesitas tener acceso a la misma información que tenemos los profesionales sanitarios.

Por mi parte, he decidido que quiero vivir más de cien años y seguir en forma hasta los noventa. Quiero bailar, gozar de la buena música y seguir besando a mi chico con pasión cuando me plazca. Quiero irme de compras con mi hermana a Miami y después comer sandía con ella en la playa. Quiero mirar las estrellas en una noche tibia, respirar hondo y dar gracias por todo lo bueno que ofrece este mundo.

Sé que solo podré vivir así si me mantengo sana, libre de dolores y de enfermedades. Por eso voy a poner todo de mi parte para seguir cuidándome. Y sí, por supuesto: eso mismo es lo que deseo para ti, querida.

Por eso he escrito este libro: para que no tengas que depender de la información fragmentaria que te dé tu médico. Y para acabar de una vez por todas con esa mentalidad patriarcal que relega sistemáticamente nuestras necesidades a un segundo plano; a ese papel marginal que se nos asigna en el gran teatro de la vida; y a ese club de caballeros de bata blanca que aún hoy decide qué debemos saber y qué se puede omitir, bajo la arrogante premisa de que no estamos preparadas para comprenderlo. Estoy harta de vivir en un mundo donde la medicina sigue girando en torno a las necesidades masculinas. Me indigna que, en pleno siglo XXI, las mujeres sigamos siendo

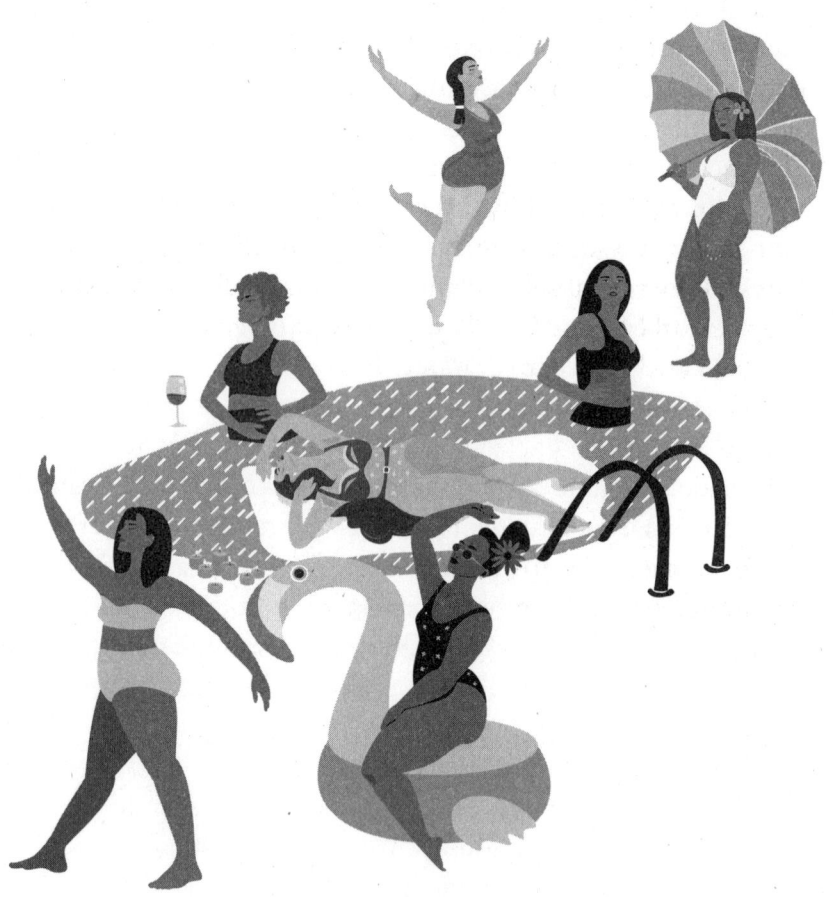

tratadas como si aún estuviéramos atrapadas en los años setenta. No quiero seguir viviendo en un mundo que subestima de tal forma la inteligencia femenina, que se atreve a ocultarnos la verdad sobre las consecuencias de la falta de hormonas y nos niega el derecho a elegir libremente nuestro camino, a entablar un diálogo honesto y en igualdad de condiciones con nuestros médicos.

La mayoría de nosotras no somos ingenuas, ni encajamos en aquel ideal edulcorado de las «chicas de oro» que nos mostraban en la televisión, sino mujeres hechas y derechas. Y tú, ahora más que nunca, también lo eres. La menopausia no es un abismo que se abre bajo los pies, sino un punto de inflexión, un transbordo que te conduce hacia una nueva etapa de tu vida. Al otro lado, te encontrarás contigo misma: transformada, firme, con una nueva claridad interior. Una mujer que ha tomado las riendas de su vida y que, por fin, ha vuelto a casa.

Alzo mi copa y brindo por ti, y por todas las mujeres que, como tú, están entrando con paso firme en una nueva etapa. Brindo por esta segunda mitad de la vida que empieza hoy: poderosa, libre y, sí, absolutamente fabulosa. Lo dijo hace tiempo la Spice Girl Melanie C.: «*It's just the beginning, it's not the end*», esto solo es el comienzo…

Así que deja la ropa de otoño donde está, ponte el bikini y lánzate en bomba al agua, con ese culo estupendo que la vida te ha dado. Yo también estoy contigo, acompañándote de cerca y celebrando a tu lado, porque estás saboreando este verano como el más auténtico de todos: con plenitud, con fuerza y con una sonrisa que no pide permiso.

Estás más viva que nunca. Que nada te frene, cariño.

AGRADECIMIENTOS

Escribir sobre un tema que te toca el corazón no es sencillo. Hay tanto que decir que una siente que va a desbordarse. Por eso, doy primero las gracias a la maravillosa Julia Suchorski, de la editorial alemana Rowohlt, que creyó en mí y me ayudó a poner orden en este torbellino de ideas y emociones. No hay mayor fortuna que encontrar a alguien afín, que entienda tu sueño y lo haga suyo. Y si, además, tiene la sensibilidad y el talento de una de las ilustradoras más extraordinarias de nuestro tiempo, una empieza a pensar que el destino, tal vez, existe. Gracias, Luisa Stömer.

También quiero agradecer profundamente a Petra Spiekermann y Ulrike Schäfer. Gracias por estar a mi lado con tanta entrega y por hacer posible que mis palabras lleguen tan lejos. Encontrarnos ha sido un verdadero regalo, y aún nos espera mucho por compartir y disfrutar juntas.

Gracias al mejor marido del mundo, que encendió en mí una chispa durante unas vacaciones en un pueblo nevado de Austria: nunca dejas que se apague, amor.

Gracias también a Frida y Linn, que cada día me mostráis lo que significa ser una mujer joven en los tiempos que corren. Cada una tiene una luz propia, distinta y poderosa. Que esa luz os guíe en el camino… o que lo transforme por completo, si hace falta. A veces, el sendero que una debe seguir no lo ha recorrido nadie antes, y por eso no se ve; la aventura consiste precisamente en atreverse a recorrerlo de todas formas, con el coraje de quien confía en sí misma.

Para Elias: gracias por tu gran sentido del humor, tu sentido arácnido y tus superpoderes. Tú también vas a cambiar este mundo con tu luz. Créeme: las personas diferentes son las que marcan la diferencia.

Un agradecimiento especial a mi hermana Theresa, por sus consejos y sugerencias tan valiosas. Me debes ese viaje de compras en Miami… y lo quiero por escrito.

Gracias a mi madre, que fue quien despertó en mí el amor por la escritura. En aquella infancia errante, el «tac-tac-tac» de su máquina de escribir se convirtió en un sonido familiar, casi un refugio. Tenía 8 años cuando me dejaste probarla por primera vez y, desde entonces, no he dejado de escribir. Gracias por ver algo en mí desde aquel primer personaje imposible: Jerusophate Mc Handsober.

No pueden faltar en esta lista las personas que hacen posible mi día a día: mi fabuloso equipo de consulta, formado por Maria, Nadine, Franzi y Annabelle (¿o debería decir Franzibelle?).

Y tú, Wilson… ¿recuerdas lo que te dije hace catorce años? Que eras mi roca, y que sobre ti levantaría mi iglesia. Míranos ahora, mira todo lo que hemos construido. Gracias por tu amistad: tenerte cerca es una de las mayores fortunas de mi vida.

Por último, gracias a ti, lectora querida. Al escribir estas páginas, no te imaginaba en una consulta, sino sentada conmigo en la cocina, conversando como amigas entre sorbos de té. Me honra profundamente acompañarte en lo que quizá sea el verano más intenso de tu vida.

Un abrazo enorme.

NOTAS BIBLIOGRÁFICAS

1. Kołodyńska G., Zalewski M. y Rożek-Piechura K., «Urinary incontinence in postmenopausal women – causes, symptoms, treatment», *Prz Menopauzalny*, abril de 2019; 18(1): pp. 46–50.

2. Ebbesen M. H., Hunskaar S., Rortveit G. y Hannestad Y. S., «Prevalence, incidence and remission of urinary incontinence in women: Longitudinal data from the Norwegian HUNT study (EPINCONT)», *BMC Urol*, mayo de 2013; 13: p. 27.

3. De Groat W. C., Griffiths D. y Yoshimura N., *Comprehensive Physiology*, Wiley-Blackwell, 2014: pp. 327–396.

4. Li M., Sun Y., Simard J. M. y Chai T. C., «Increased transient receptor potential vanilloid type 1 (TRPV1) signaling in idiopathic overactive bladder urothelial cells», *Neurourol Urodyn*, abril de 2011; 30(4): pp. 606–611.

5. Reid G. y Burton J. P., «Urinary incontinence: Making sense of the urinary microbiota in clinical urology», *Nat Rev Urol*, octubre de 2016; 13(10): pp. 567–568.

6. Hilt E. E., McKinley K., Pearce M. M., Rosenfeld A. B., Zilliox M. J., Mueller E. R., Brubaker L., Gai X., Wolfe A. J. y Schreckenberger P. C., «Urine is not sterile: use of enhanced urine culture techniques to detect resident bacterial flora in the adult female bladder», *J Clin Microbiol*, marzo de 2014; 52(3): pp. 871–876.

7. Khasriya R., Sathiananthamoorthy S., Ismail S., Kelsey M., Wilson M., Rohn J. L. y Malone-Lee J., «Spectrum of bacterial colonization associated with urothelial cells from patients with chronic lower urinary tract symptoms», *J Clin Microbiol*, julio de 2013; 51(7): pp. 2054–2062.

8. Pearce M. M., Hilt E. E., Rosenfeld A. B., Zilliox M. J., Thomas-White K., Fok C., Kliethermes S., Schreckenberger P. C., Brubaker L., Gai X. y Wolfe A. J., «The female urinary microbiome: a comparison of women with and without urgency urinary incontinence», *MBio*, julio de 2014; 5(4): pp. 1283–1314.

9. Brubaker L. y Wolfe A. J., «Microbiota in 2016: Associating infection and incontinence with the female urinary microbiota», *Nat Rev Urol*, febrero de 2017; 14(2): pp. 72–74.

10. Subak L. L., Wing R., West D. S., Franklin F., Vittinghoff E., Creasman J. M., Richter H. E., Myers D., Burgio K. L., Gorin A. A., Macer J., Kusek J. W., Grady D. y PRIDE Investigators, «Weight loss to treat urinary incontinence in overweight and obese women», *N Engl J Med*, enero de 2009; 360(5): pp. 481–490.

11. Liu J. y Eden J., «Experience and attitudes toward menopause in Chinese women living in Sydney – a cross sectional survey», *Maturitas*, diciembre de 2007; 58(4): pp. 359–365.

12. Heidari M., «Sexual Function and Factors Affecting Menopause: A Systematic Review», *J Menopausal Med.*, abril de 2019; 25(1): pp. 15–27.

13. Ornat L., Martínez-Dearth R., Muñoz A., Franco P., Alonso B., Tajada M. y Pérez-López F. R., «Sexual function, satisfaction with life and menopausal symptoms in middle-aged women», *Maturitas*, julio de 2013; 75(3): pp. 261–269.

14. Beygi M., Fahami F., Hasan-Zahraei R. y Arman S., «Sexual dysfunction in menopause», *J Isfahan Med. Sch.*, 2008; 26: pp. 294–300.

15. Ringa V., Diter K., Laborde C. y Bajos N., «Women's sexuality: from aging to social representations», *J Sex Med.*, octubre de 2013; 10(10): pp. 2399–2408.

16. Nastri C. O., Lara L. A., Ferriani R. A., Rosa-E-Silva A. C., Figueiredo J. B. y Martins W. P., «Hormone therapy for sexual function in perimenopausal and postmenopausal women», *Cochrane Database Syst Rev.*, junio de 2013; (6).

17. Tessler Lindau S., M. D., Schumm L. P., Laumann E. O., Levinson W., O'Muircheartaigh C. A. y Waite L. J., «A Study of Sexuality and Health among Older Adults in the United States», *N Engl J Med.*, agosto de 2007; 357(8): pp. 762–774.

18. Magliano M., «Menopausal arthralgia: Fact or fiction», *Maturitas*, septiembre de 2010; 67(1): p. 29–33.

19. Szoeke C. E., Cicuttini F. M., Guthrie J. R. y Dennerstein L., «The relationship of reports of aches and joint pains to the menopausal transition: a longitudinal study», *Climacteric*, febrero de 2008; 11(1): pp. 55–62.

20. Qin J., Barbour K. E., Murphy L. B., Nelson A. E., Schwartz T. A., Helmick C. G., Allen K. D., Renner J. B., Baker N. A. y Jordan J. M., «Lifetime Risk of Symptomatic Hand Osteoarthritis: The Johnston County Osteoarthritis Project», *Arthritis Rheumatol.*, junio de 2017; 69(6): pp. 1204–1212.

21. Hanna F. S., Teichtahl A. J., Wluka A. E., Wang Y., Urquhart D. M., English D. R., Giles G. G. y Cicuttini F. M., «Women have increased rates of cartilage loss and progression of cartilage defects at the knee than men: a gender study of adults without clinical knee osteoarthritis», *Menopause*, julio–agosto de 2009; 16(4): pp. 666–670.

22. Ma H. L., Blanchet T. J., Peluso D., Hopkins B., Morris E. A. y Glasson S. S., «Osteoarthritis severity is sex dependent in a surgical mouse model», *Osteoarthritis Cartilage*, junio de 2007; 15(6): pp. 695–700.

23. Cirillo D. J., Wallace R. B., Wu L. y Yood R. A., «Effect of hormone therapy on risk of hip and knee joint replacement in the Women's Health Initiative», *Arthritis Rheum.*, octubre de 2006; 54(10): pp. 3194–3204.

24. Smolen J. S., Aletaha D. y McInnes I. B., «Rheumatoid arthritis», *Lancet*, octubre de 2016; 388(10055): pp. 2023–2038.

25. Carmona L., Cross M., Williams B., Lassere M. y March L., «Rheumatoid arthritis», *Best Practice and Research. Clinical Rheumatology*, diciembre de 2010; 24(6): pp. 733–745.

26. Frankfurt M., Gould E., Woolley C. S. y McEwen B. S., «Gonadal steroids modify dendritic spine density in ventromedial hypothalamic neurons: a Golgi study in the adult rat», *Neuroendocrinology*, mayo de 1990; 51(5): pp. 530–535.

27. Frankfurt M. y Luine V., *Hormones and Behavior*, agosto de 2015; 74: pp. 26–28.

28. Saldanha C. J., Remage-Healey L. y Schlinger B. A., «Synaptocrine signaling: steroid synthesis and action at the synapse», *Endocr Rev.*, agosto de 2011; 32(4): pp. 532–549.

29. Kato A., Hojo Y., Higo S., Komatsuzaki Y., Murakami G., Yoshino H., Uebayashi M. y Kawato S., «Female hippocampal estrogens have a significant correlation with cyclic fluctuation of hippocampal spines», *Front. Neural Circuits.*, octubre de 2013; 7: p. 149.

30. Wei J., Yuen E. Y., Liu W., Li X., Zhong P., Karatsoreos I. N., McEwen B. S. y Yan Z., «Estrogen protects against the detrimental effects of repeated stress on glutamatergic transmission and cognition», *Mol Psychiatry*, mayo de 2014; 19(5): pp. 588–598.

31. Hampson E., Becker J. B., Breedlove S. M., Crews D. y McCarthy M. M., *Sex Differences in Human Brain and Cognition: The Influence of Sex Steroids in Early and Adult Life*, Boston, *MIT Press*; 2002.

32. Gillies G. E. y McArthur S., «Estrogen actions in the brain and the basis for differential action in men and women: a case for sex-specific medicines», *Pharmacol Rev.*, junio de 2010; 62(2): pp. 155–198.

33. Joffe H., Hall J. E., Gruber S., Sarmiento I. A., Cohen L. S., Yurgelun-Todd D. y Martin K. A., «Estrogen therapy selectively enhances prefrontal cognitive processes: a randomized, double-blind, placebo-controlled study with functional magnetic resonance imaging in perimenopausal and recently postmenopausal women», *Menopause*, mayo–junio de 2006; 13(3): pp. 411–422.

34. Pike C. J., «Sex and the development of Alzheimer's disease», *J Neurosci Res.*, 2 de enero de 2017; 95(1–2): pp. 671–680.

35. Brown L. M. y Clegg D. J., «Central Effects of Estradiol in the Regulation of Adiposity», *J Steroid Biochem Mol Biol.*, octubre de 2010; 122(1–3): pp. 65–73.

36. Davis S. R., Castelo-Branco C., Chedraui P., Lumsden M. A., Nappi R. E., Shah D. y Villaseca P.; Writing Group of the International Menopause Society for World Menopause Day 2012, «Understanding weight gain at menopause», 2012 septiembre: pp. 419–429.

37. Brown L. M. y Clegg D. J., «Central Effects of Estradiol in the Regulation of Adiposity», *J Steroid Biochem Mol Biol.*, octubre de 2010; 122(1–3): pp. 65–73.

38. Neuhouser M. L., Aragaki A. K., Prentice R. L., Manson J. E., Chlebowski R., Carty C. L., Ochs-Balcom H. M., Thomson C.

A., Caan B. J., Tinker L. F., Peragallo-Urrutia R., Knudtson J. y Anderson G. L., «Overweight, Obesity and Postmenopausal Invasive Breast Cancer Risk», *JAMA Oncol.*, 2015; 1(5): pp. 611–621.

39. Iorga A., Cunningham C. M., Moazeni S., Ruffenach G., Umar S. y Eghbali M., «The protective role of estrogen and estrogen receptors in cardiovascular disease and the controversial use of estrogen therapy», *Biol Sex Differ.*, 2017; 8: p. 33.

40. Keteepe-Arach T. y Sharma S., «Cardiovascular Disease in Women: Understanding Symptoms and Risk Factors», *European Cardiology Review.*, 2017; 12(1): pp. 10–13.

41. Keteepe-Arach T. y Sharma S., «Cardiovascular Disease in Women: Understanding Symptoms and Risk Factors», *European Cardiology Review.*, p. 13.

42. Daly C., Clemens F., Lopez-Sendon J. L., Travazzi L., Boersma E., Danchin N., Delahave F., Gitt A., Julian D., Mulcahy D., Ruzvllo W., Thygesen K., Verheugt F. y Fox K. M., «Gender differences in the management and clinical outcome of stable angina», *Circulation.*, 31 de enero de 2006; 113(4): pp. 490–498.

43. McLarty A., Mann N., Lawson W. E. y Foster A., «Women's heart health series: a mini-symposium», *Med Sci Monit.*, junio de 2003; 9(6): pp. 103–110.

44. Wierman M. E., Arlt W., Basson R., Davis S. R., Miller K. K., Murad M. H., Rosner W. y Santoro N., *Androgen Therapy in Women: A Reappraisal: An Endocrine Society Clinical Practice Guideline.*

45. Fournier A., Berrino F. y Clavel-Chapelon F., «Unequal risks for breast cancer associated with different hormone replacement therapies: results from the E3N cohort study», *Breast Cancer Res Treat.*, enero de 2008; 107(1): pp. 103–111.

46. Stute P., «Is breast cancer risk the same for all progestogens?», *Arch Gynecol Obstet.*, agosto de 2014; 290(2): pp. 207–209.

47. Rosano G. M., Webb C. M., Chierchia S., Morgani G. L., Gabraele M., Sarrel P. M., de Ziegler D. y Collins P., «Natural progesterone, but not medroxyprogesterone acetate, enhances the beneficial effect of estrogen on exercise-induced myocardial ischemia in postmenopausal women», *Am Coll Cardiol.*, diciembre de 2000; 36(7): pp. 2154–2159.

48. Filho A. S., Soares Júnior J. M., Arkader J., Maciel G. A. y Baracat E. C., «Attitudes and practices about postmenopausal hormone therapy among female gynecologists in Brazil», *Maturitas.*, 16 de junio de 2005; 51(2): pp. 146–153.

49. Buhling K. J., von Studnitz F. S., Jantke A., Eulenburg C. y Mueck A. O., «Use of hormone therapy by female gynecologists and female partners of male gynecologists in Germany 8 years after the Women's Health Initiative study: results of a survey», *Menopause.*, octubre de 2012; 19(10): pp. 1088–1091.

50. Bellocco R., Marrone G., Ye W., Nyrén O., Adami H. O., Mariosa D. y Lagerros Y. T., «A prospective cohort study of the combined effects of physical activity and anthropometric measures on the risk of post-menopausal breast cancer», *Eur J Epidemiol.*, abril de 2016; 31(4): pp. 395–404.

51. Rossouw J. E., Anderson G. L., Prentice R. L., LaCroix A. Z., Kooperberg C., Stefanick M. L., Jackson R. D., Beresford S. A., Howard B. V., Johnson K. C., Kotchen J. M. y Ockene J.; Writing Group for the Women's Health Initiative Investigators, «Risks and benefits of estrogen plus progestin in healthy postmenopausal women: principal results from the Women's Health Initiative randomized controlled trial», *JAMA.*, 17 de julio de 2002; 288(3): pp. 321–333.

52. Papadopoulos A., Guida F., Leffondré F., Cénée S., Cyr D., Schmaus A., Radoï L., Paget-Bailly S., Carton M., Menvielle G., Woronoff A.-S., Tretarre B., Luce D. y Stücker I., «Heavy smoking and lung cancer: Are women at higher risk? Result of the ICARE study», *Br J Cancer.*, 4 de marzo de 2014; 110(5): pp. 1385–1391.

53. Howlader N., Noone A. M. y Krapcho M., *SEER Cancer Statistics Review, 1975–2016. Table 4.17. Cancer of the female breast (invasive) - Lifetime risk of being diagnosed with cancer given alive at current age*, National Cancer Institute, Bethesda, MD. Consultado el 5 de noviembre de 2019.

54. Ziaei S., Kazemnejad A. y Zareai M., «The effect of vitamin E on hot flashes in menopausal women», *Gynecol Obstet Invest.*, 2007; 64(4): pp. 204–207.

55. Elkins G. R., Fisher W. I., Johnson A. K., Carpenter J. S. y Keith T. Z., «Clinical hypnosis in the treatment of postmenopausal hot

flashes: a randomized controlled trial», *Menopause.*, marzo de 2013; 20(3): pp. 291–298.

56. Winther K., Rein E. y Hedman C., «Femal, a herbal remedy made from pollen extracts, reduces hot flushes and improves quality of life in menopausal women: a randomized, placebo-controlled, parallel study», *Climacteric.*, junio de 2005; 8(2): pp. 162–170.

57. Komesaroff P. A., Black C. V., Cable V. y Sudhir K., «Effects of wild yam extract on menopausal symptoms, lipids and sex hormones in healthy menopausal women», *Climacteric.*, junio de 2001; 4(2): pp. 144–150.

58. Hsu C. C., Kuo H. C., Chang S. Y., Wu T. C. y Huang K. E., «The assessment of efficacy of Diascorea alata for menopausal symptom treatment in Taiwanese women», *Climacteric.*, febrero de 2011; 14(1): pp. 132–139.

59. Nayak C., Singh V., Singh K., Singh H., Gupta J., Lamba C. D., Sharma A., Sharma B., Indira B., Bhuvaneshwari S., Bindra S. K. y Luxmi K. S., «Management of distress during climacteric years by homeopathic therapy», *Complement Med.*, noviembre de 2011; 17(11): pp. 1037–1042.

60. Cutler W., Bürki R., Kolter J., Chambliss C., Friedmann E., Hart K., «Invasive Breast Cancer Incidence in 2,305,427 Screened Asymptomatic Women: Estimated Long Term Outcomes during Menopause Using a Systematic Review», *PLOS ONE*, 2015; 10(6).

Esperamos que haya disfrutado
de *Tu menopausia,* de la doctora Sheila de Liz,
y le invitamos a visitarnos
en www.kitsunebooks.org,
donde encontrará más información
sobre nuestras publicaciones.

Recuerde que también puede seguir
a Kitsune Books en redes sociales
o suscribirse a nuestra newsletter.

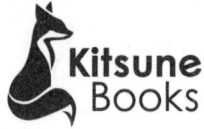

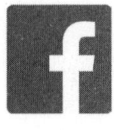   

  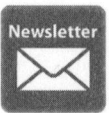